Die „Monographien aus dem Gesamtgebiete der Neurologie und Psychiatrie" stellen eine
Sammlung solcher Arbeiten dar, die einen Einzelgegenstand dieses Gebietes in wissenschaftlich-
methodischer Weise behandeln. Jede Arbeit soll ein in sich abgeschlossenes Ganzes bilden.
Diese Vorbedingung läßt die Aufnahme von Originalarbeiten, auch solchen größeren Um-
fanges, nicht zu.

Die Sammlung möchte damit die Zeitschriften „Archiv für Psychiatrie und Nervenkrankheiten,
vereinigt mit Zeitschrift für die gesamte Neurologie und Psychiatrie", und „Deutsche Zeitschrift
für Nervenheilkunde" ergänzen. Sie wird deshalb Abonnenten zu einem Vorzugspreis
geliefert.

Manuskripte nehmen entgegen

aus dem Gebiete der Psychiatrie: Prof. Dr. M. MÜLLER,
Rüfenacht (Bern),
Hinterhausstraße 28

aus dem Gebiete der Anatomie: Prof. Dr. H. SPATZ,
6 Frankfurt (Main)-Niederrad,
Deutschordenstraße 46

aus dem Gebiete der Neurologie: Prof. Dr. P. VOGEL,
69 Heidelberg, Voßstraße 2

MONOGRAPHIEN AUS DEM GESAMTGEBIETE DER NEUROLOGIE

UND PSYCHIATRIE

HEFT 118

HERAUSGEGEBEN VON

M. MÜLLER-RÜFENACHT (BERN) · H. SPATZ-FRANKFURT

P. VOGEL-HEIDELBERG

DAS SOGENANNTE MEDULLOBLASTOM

ERGEBNISSE EINER VERGLEICHEND PATHOMORPHOLOGISCHEN UNTERSUCHUNG

FILIPPO GULLOTTA

MIT 40 ABBILDUNGEN

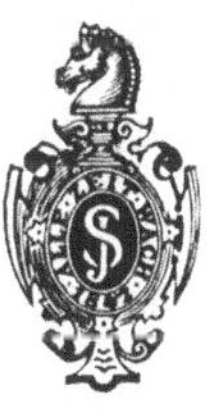

SPRINGER-VERLAG · BERLIN · HEIDELBERG · NEW YORK · 1967

Aus dem Institut für Neuropathologie
der Universität Bonn
(Direktor: Professor Dr. GÜNTER KERSTING)
Dr. FILIPPO GULLOTTA
Privatdozent für Neuropathologie
an der Universität Bonn
Ein Teil der Arbeit hat der Medizinischen Fakultät der Rheinischen Friedrich-
Wilhelms-Universität Bonn als Habilitationsschrift vorgelegen.

Mit dankenswerter finanzieller Unterstützung der Alexander von Humboldt-Stiftung
(Generalsekretär: Dr. HEINRICH PFEIFFER)

ISBN 978-3-540-03936-5   ISBN 978-3-642-86085-0 (eBook)
DOI 10.1007/ 978-3-642-86085-0

MEINEN VEREHRTEN LEHRERN
GERD PETERS UND GÜNTER KERSTING

Zusammenfassung

Das Medulloblastom als ortsspezifischer mesenchymaler Tumor des Zentralnervensystems

Seit der Bezeichnung des hochmalignen Kleinhirntumors des Kindesalters als „Medulloblastom" durch BAILEY und CUSHING 1925 haben 40 Jahre spezielle Hirntumorpathologie es nicht vermocht, diese eigenartige und in der Form wie in Verhaltensweise aus dem Rahmen der übrigen Hirntumoren völlig herausfallende Geschwulstart dem Verständnis des Morphologen und des Klinikers näher zu bringen.

Zahlreiche Untersuchungen sind über die Feststellung, daß es sich um einen hochgradig undifferenzierten und unreifen neuroektodermalen Tumor handeln müsse, nicht hinausgekommen. Die Auffassungen seiner Ableitung von einem hypothetischen pluripotenten Medulloblasten einerseits oder einem in seiner Entwicklungsrichtung bereits eindeutig fixierten Neuroblasten andererseits stehen seit Jahrzehnten unversöhnlich nebeneinander.

Da eine derart unversöhnliche Widersprüchlichkeit der Meinungen bei einem keineswegs seltenen Objekt — das immerhin bis zu 5% der intrakraniellen Geschwülste ausmachen kann und bei dem Kliniker wie Morphologen sehr wohl wissen, was sie unter einem Medulloblastom zu verstehen haben — den *Verdacht nahelegt, daß der theoretische Ansatzpunkt bereits falsch ist, bemüht sich die vorliegende Untersuchung um den Nachweis, daß das sogenannte Medulloblastom des Kleinhirns kein neuroektodermaler, sondern ein ortsspezifischer mesenchymaler Tumor des Nervensystems ist.*

Sie geht dabei von folgenden gesicherten und nachprüfbaren Tatsachen als Voraussetzung aus:

1. Die von den meisten Autoren als für eine neuroektodermale Herkunft des Medulloblastoms als charakteristisch angesehenen Zell- und Gewebseigentümlichkeiten der Geschwulst sind unspezifisch. Sie treten in mehr oder weniger allen kleinzelligen Tumoren der Körperorgane auf und können eine neuroektodermale Zuordnung des Medulloblastoms nicht begründen.

2. Die von den meisten Autoren als Hinweis auf die neuroektodermale Natur der Medulloblastome herangezogene morphologische und klinische Ähnlichkeit mit Retinoblastom und Sympathoblastom ist eine unzulässige Einschränkung. Die gleichen Ähnlichkeiten bestehen mit allen anderen angeborenen Geschwülsten der Körperorgane.

3. Lokalisation und Ausgangspunkt der Kleinhirnmedulloblastome lassen eine andere Interpretation zu, als sie von den meisten Autoren bisher im Sinne einer neuroektodermalen Ableitung des Geschwulstmedulloblasten vertreten wird.

4. Elektronenmikroskopie, Histochemie und Gewebszüchtung haben bisher einen Hinweis auf die neuroektodermale Natur des Medulloblastoms nicht erbracht. Indessen stehen ihre Ergebnisse, insbesondere diejenigen der Gewebszüchtungen KERSTINGS durchaus im Einklang mit der Annahme eines embryonalen mesenchymalen Blastoms.

Eine Konfrontation der angeborenen Medulloblastome des Kleinhirns mit den angeborenen Geschwülsten der Körperorgane läßt eine Fülle von bisher vernachlässigten formalpathogenetischen Gemeinsamkeiten erkennen, wobei die angeborene Mischgeschwulst im Sinne des Kombinationstumors und das Prinzip des „Overgrowth" für die Fortführung unserer Untersuchung von besonderer Bedeutung sind.

Die entsprechend modifizierte Übertragung allgemeinpathologischer Grundvorstellungen auf die Verhältnisse des Zentralorgans und die vergleichend pathohistologische Untersuchung von 76 „Kleinhirnmedulloblastomen" sichert die Einordnung dieser Geschwulstart als eines „ortsspezifischen embryonalen Sarkoms" und erlaubt das Verständnis der zahlreichen Medulloblastomkuriositäten des Schrifttums sowie der eigenen Sammlung.

Es ist nicht uninteressant festzustellen, daß mit der hier vorgeschlagenen Interpretation ein Standpunkt erreicht ist, wie er, zumindest in der Terminologie, von Borst bereits 1902 — Glioma sarkomatodes — und später von Nishii 1929 vertreten wurde. Der letztere kam — soweit wir sehen als einziger — zu dem Schluß, daß es durch nichts bewiesen sei, daß die Medulloblastome aus neuroektodermalen Bildungszellen des Kleinhirns hervorgehen und keinen Grund dafür sah, diese Tumorgruppe aus jener der Sarkome herauszuheben.

Inhaltsverzeichnis

Einleitung

Die besondere Problematik der Hirntumorpathologie

Das Nervensystem unterscheidet sich von den übrigen Körperorganen nicht nur durch seine funktionellen Besonderheiten, sondern auch durch seinen geweblichen Aufbau. Zu dem die spezifische Leistung des Organs tragenden neuronalen Parenchym und dem gefäßführenden mesenchymalen Stroma tritt als drittes Element die Glia. Die Gliazellen — in Astroglia, Oligodendroglia, Mikroglia, Spongioblasten, Ependym- und Plexusepithelzellen unterschieden — sind Elemente mit teilweise recht komplizierter Funktion. Sie dienen dem Stoffwechsel, der Myelinisierung, der Filtration des Liquors, der geweblichen Festigkeit, der Abräumung nekrotischen Materials. Je nach dem Gesichtspunkt, unter dem man sie betrachtet, können sie sowohl als zum Parenchym gehörig als auch als Teile des Stromas gelten.

Die Kompliziertheit des geweblichen Aufbaus wird dadurch noch vermehrt, daß die genannten Elemente nicht wie in den epithelialen Organen in überschaubarer Weise angeordnet sind, sondern sich mit langen und zahlreichen Fortsätzen vielfach miteinander verflechten. Das auf diese Weise entstehende dreidimensionale Fortsatzflechtwerk, in dem neuronale, gliale und mesenchymale Anteile kaum noch voneinander zu trennen sind, wird heute meist als „Neuropil" bezeichnet.

Ein Organsystem von dieser Zusammensetzung muß für die vergleichende Tumorpathologie — vergleichend hier auf die übrigen Organe bezogen — ein besonders schwieriges und unübersichtliches Arbeitsfeld darstellen.

Abgesehen von den hochgradig anaplastischen Glioblastomen des Erwachsenen und den undifferenzierten angeborenen Tumoren des Kindesalters, läßt sich die Mehrzahl der Hirngeschwülste auf Grund ihres Zellbildes zu den verschiedenen Formen der eingangs genannten cytologischen Elemente des zentralnervösen Gewebes in Beziehung setzen. Diese cytologische Ähnlichkeit hat im Gegensatz zu den Gepflogenheiten der allgemeinen Geschwulstpathologie eine Benennung der einzelnen Hirngeschwulstarten nach Zelltypen zur Folge. Einzig im Bereich des Zentralorgans ist diese cytologische Klassifikation der sonst üblichen histogenetischen Ordnung in der Zahl der Unterscheidungsmerkmale überlegen.

Schwierigkeiten entstehen hierbei indessen sofort durch die Tatsache, daß jeder neuroektodermale Tumor stets auch eine gewisse Anzahl andersartiger Elemente enthalten muß, von denen nicht sicher feststeht, ob es sich um incorporierte, nicht blastomatöse oder um selbst blastomatöse Elemente handelt.

Trotz dieser großen prinzipiellen Schwierigkeiten hat sich die von BAILEY und CUSHING 1926 eingeführte, von ZÜLCH u. a. später vereinfachte cytologische Klassifikation, die neben dem feingeweblichen Bild auch andere biologische Daten wie Erkrankungsalter, Sitz und dergleichen berücksichtigt, in praktischer wie theoretischer Hinsicht in gleicher Weise bewährt.

Neben den vorwiegend gliösen Geschwülsten des Erwachsenenalters — die sich ebenso wie die Tumoren der Körperorgane um das sogenannte Krebsalter gruppieren — spielen die neuronalen Hirngeschwülste eine durchaus untergeordnete Rolle. Die mit der Reifung des Organs erreichte Vermehrungsunfähigkeit der Nervenzellen, ist offenbar auch durch eine langdauernde cancerogene Stimulation nicht zu durchbrechen.

Im Gegensatz zu den Hirntumoren des Erwachsenen, die als Astrocytome, Oligodendrogliome oder Glioblastome durch ihre Benennungen bereits ihre Beziehung zu den reifen Gliazellformen unmittelbar erkennen lassen, zeigen die Bezeichnungen Retinoblastom und Medulloblastom für die Geschwülste des Kindesalters, daß hier entsprechend eindeutige Relationen *nicht* vorliegen.

Das Medulloblastom — der häufigste und bösartigste Gehirntumor des Kindesalters — ist eine hochgradig undifferenzierte Geschwulst, deren bisher ungeklärte und umstrittene formale Genese den Gegenstand der hier vorgelegten Untersuchung darstellt.

Die Stellung des Medulloblastoms in der neuroonkologischen Klassifikation

Die Bezeichnung „Medulloblastom" stammt von BAILEY u. CUSHING (1925 bis 1926). Sie hielten diesen offenbar nur bei Kindern und in der hinteren Schädelgrube vorkommenden Tumor für eine neuroektodermale Geschwulst, die sie von den undifferenzierten primordialen Elementen des Medullarrohres ableiten. Die für die Zellen des Medullarrohres charakteristische Eigenschaft der Differenzierungspotenz in zwei Richtungen — Nervenzellen und Gliazellen — konnten BAILEY u. CUSHING durch Anwendung spezieller Färbungen und Imprägnationsmethoden auch für die Zellen des Medulloblastoms nachweisen. In Geschwülsten dieser Art ließen sich nach ihnen sowohl geschwänzte Neuroblasten als auch gliaähnliche Elemente darstellen.

Alle Autoren, die sich seither mit der Morphologie der Hirngeschwülste und speziell dem Medulloblastom beschäftigten (ROUSSY u. OBERLING; MASSON u. DREYFUS; OSTERTAG; PENFIELD; HORTEGA; WOHLWILL; ELVIDGE u. Mitarb.; HENSCHEN; ZÜLCH; RUSSELL u. RUBINSTEIN u. a.), haben die Befunde von BAILEY u. CUSHING im großen und ganzen bestätigt. Mit zunehmender Kenntnis der feineren Histologie dieser Geschwülste gingen jedoch die Meinungen bezüglich der Differenzierungspotenz der Medulloblastomzellen auseinander. Während die Mehrzahl der Autoren an der ursprünglichen Konzeption der Pluripotenz des undifferenzierten Medulloblasten festhielt, vertraten HORTEGA und POLAK die Auffassung von der rein neuronalen, BODIAN, LAWSON und WILLIS die von der rein glialen Natur resp. Entwicklungsrichtung der Geschwulstzellen. Dabei haben die Vertreter der beiden letztgenannten Richtungen nicht zu Unrecht immer wieder darauf hingewiesen, daß in der Histogenese des Zentralorgans der Medulloblast über eine hypothetische Position bisher nicht hinausgekommen ist.

Diese vor rund 30 Jahren bezogenen Positionen haben sich in der Zwischenzeit nicht verändert. Wesentliche Fortschritte waren weder in der einen noch in der anderen Richtung zu verzeichnen. Eine Annäherung der verschiedenen Standpunkte wurde ebenfalls bisher nicht erreicht.

Die methodische Fortentwicklung der neuroonkologischen Forschung durch die Einbeziehung von Elektronenmikroskopie und Enzymhistotopochemie, hat (im Gegensatz zu den zahlreichen neuen und Aufsehen erregenden Befunden auf anderen Gebieten der morphologischen Tumorpathologie) bei der Untersuchung der Medulloblastome bisher keinen entscheidenden Beitrag zu liefern vermocht. Alle vorliegenden Arbeitsergebnisse besagen — ebenso wie die klassische Lichtmikroskopie — lediglich, daß das Medulloblastom ein hochgradig undifferenzierter Tumor ist, der sich von den „differenzierteren" neuroektodermalen Tumoren des Kindesalters und den gliösen Geschwülsten des Erwachsenen distinkt unterscheidet.

Nachdem LUMSDEN 1959 bei der Partikelexplantation von 4 Medulloblastomen eine distinkte Proliferation von Neuriten beobachtete, schien die Theorie von der neuronalen Differenzierungsrichtung der Medulloblastome eine wesentliche Stütze zu erhalten. In den sehr viel ausgedehnteren Untersuchungen KERSTINGs (1961—1965) über die Gewebszüchtung der Medulloblastome (bisher 27 Fälle) konnten die Ergebnisse LUMSDENs leider nicht reproduziert werden. Die in vitro neugebildeten Zellkolonien partikelexplantierter Medulloblastome lassen jegliche neuronale oder gliale Differenzierung vermissen. Charakteristische Organisationsformen, die nach der einen oder anderen Richtung interpretiert werden könnten, sind nicht vorhanden. Differenzierungen auf cellulärer Ebene treten nicht auf. Im Gegensatz zu den meisten anderen Geschwülsten und den Kulturen normalen reifen und embryonalen Hirngewebes bleibt das Übersichtsbild der Zellkolonie bis zum Abbruch des Versuches nach maximal drei Monaten homogen, amorph.

Auch aus dem Ergebnis der Gewebszüchtungen ist somit lediglich abzuleiten, daß es sich beim Medulloblastom um ein vollkommen undifferenziertes Geschwulstgewebe handelt, das in vitro weder zur Ausbildung von Differenzierungs- noch von Organisationsformen imstande ist und daher in der Kultur nicht einmal als ein Abkömmling des Neuroektoderms erkannt werden kann.

Eigene enzymhistochemische Untersuchungen mit KREUTZBERG zur Darstellung der Acetylcholinesterase an Gewebekulturen von Medulloblastomen sind stets negativ ausgefallen. Bei den einzelnen im entsprechenden Schnittpräparat positiv reagierenden Zellen handelt es sich offenbar um präexistente, dem Tumorgewebe einverleibte Nervenzellen.

Dieses so überaus unbefriedigende Ergebnis der Medulloblastomkultivation, das sich von den Ergebnissen der Kultivation anderer Hirngeschwulstarten so betont negativ abhebt (s. KERSTING, 1961), hat uns veranlaßt, die für die Einordnung des Medulloblastoms als neuroektodermale Geschwulst allgemein anerkannten Kriterien unter Zugrundelegung des eigenen Materials erneut zu überprüfen.

Das Medulloblastom gilt als neuroektodermaler Tumor:

1. weil dieser Tumor vorzugsweise im Bereich des Kleinhirnwurms vorkommt, in jenen Gebieten also, wo am häufigsten embryonale Zellreste (Matrix accessoria, indifferente Zellen SCHAPERs, BAILEYs und CUSHINGs Medulloblasten) angetroffen werden;

2. weil besondere klinische und morphologische Ähnlichkeiten zu den neuronalen Tumoren der Retina und des Sympathicus bestehen und

3. weil im Geschwulstgewebe der Medulloblastome neuronale und gliale Zellen unterschiedlicher Reife vorkommen und die rhythmischen Zellanordnungen und rosettenartigen Formationen der Geschwülste als Versuch des Gewebes zur Nachahmung primordialer Strukturen des Nervensystems angesehen werden.

Die „neuroektodermalen" Zell- und Gewebscharakteristika des Medulloblastoms

Trotz der Annahme einer ursprünglichen Pluripotenz der Zellen des Medulloblastoms, wird das Vorkommen einer weitergehenden *glialen* Ausdifferenzierung der Geschwulstzellen von den meisten Autoren bezweifelt. Die innerhalb des Geschwulstgewebes gelegentlich angetroffenen unreifen oder reifen Gliazellen werden in der Regel als präexistente, dem Tumor einverleibte degenerierende oder reaktiv gewucherte und daher atypische Elemente angesehen. Diese Annahme betrifft nicht nur die charakteristischen sternförmigen Astrocyten, sondern ebenfalls die spongioblastenähnlichen, langgestreckten Übergangsformen. Der entscheidende Hinweis für ihre Ortsständigkeit besteht in der Tatsache, daß sie in leptomeningealen und extraneuralen Medulloblastommetastasen niemals beobachtet werden.

BODIAN u. LAWSON; WILLIS; RUBINSTEIN u. NORTHFIELD vertreten lediglich als Minderheit die Meinung, daß in einer kleinen Zahl von Fällen eine oligodendrogliale Differenzierung der Medulloblastome stattfindet. BODIAN u. LAWSON gehen soweit, daß sie die sogenannten Medulloblastome des Kleinhirns und die Oligodendrogliome des Großhirns in einer gemeinsamen Gruppe zusammenfassen und die Oligodendrogliome als differenzierte Medulloblastome bezeichnen. Ihre Auffassung hat sich jedoch nicht durchsetzen können.

Demgegenüber wird eine weitergehende Differenzierung der Tumorzellen entlang der *neuronalen* Reihe von zahlreichen Autoren für möglich gehalten. Grundlage dieser Vorstellung ist der Nachweis von Neuroblasten innerhalb des Geschwulstgewebes und das Vorkommen von Pseudorosetten. In einer großen Anzahl von Medulloblastomen ist es angeblich gelungen, Neuroblasten zu identifizieren. Dabei werden diese, als für unreife Neuroblasten charakteristisch angenommenen Zellformen mit zahlreichen unspezifischen und unterschiedlichen Metallimprägnationen dargestellt. Immer wieder finden sich Abbildungen kleiner geschwänzter Zellen mit großem Kern und deutlichem Nucleolus, die lediglich wegen ihrer morphologischen Ähnlichkeit mit unreifen Nervenzellen als Neuroblasten bezeichnet werden.

Die hier angesprochenen Vorstellungen von der primär neuronalen Natur der sogenannten Medulloblastome gründen sich im wesentlichen auf die Ergebnisse der spanischen Neurohistologenschule von P. DEL RIO HORTEGA. RIO HORTEGA und POLAK sind der Meinung, daß die sogenannten Medulloblastome keine einheitliche Geschwulstgruppe darstellen, sondern daß sich unter diesem Sammelbegriff unterschiedliche Geschwulstformen vereinen. Auf Grund der Ergebnisse ihrer Metallimprägnationen unterscheiden sie drei Formen, unter denen jedoch lediglich die „Neuroblastome" dem entsprechen, was nach den bei uns üblichen Klassifikationen Medulloblastom genannt wird.

Die spanischen Autoren gehen von den embryologischen Untersuchungen CAJALs aus und lehnen die Existenz einer pluripotenten embryonalen Zelle innerhalb des Neuralrohres strikt ab. Sie halten die Geschwulstzellen in der Mehrzahl der sogenannten Medulloblastome *für unreife Nervenzellen*. Die Neuroblasten sind nach ihrer Darstellung kleine, birnenförmige mono- und bipolare Zellen mit kurzem cytoplasmatischem Fortsatz und einem runden, relativ großen, ganglioid aussehenden Kern mit deutlichem Kernkörperchen. Peri- und paranucleär können zarte Fäserchen erkannt werden. Diese sogenannten Neurofibrillen verlaufen oft bis in den axonartigen spindeligen Zellfortsatz hinein. Die Entwicklung dieser Zellen geht dabei offenbar nicht über bestimmte Stufen vor sich. Nach HORTEGAS Darstellung (1940) sind die blastomatösen Neuroblasten atypisch. In ihrer cytologischen, nucleären und

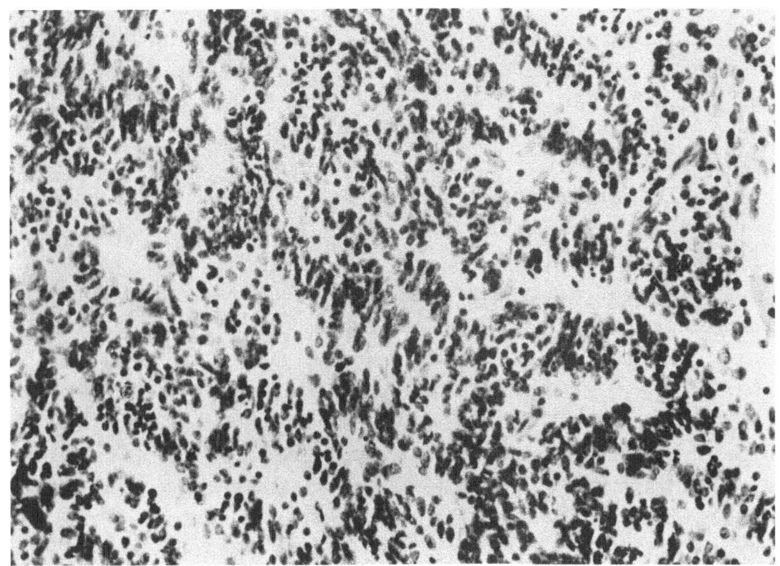

Abb. 1. Medulloblastom. Rhythmische Lagerung der Geschwulstzellen mit Kamm- und Pseudorosettenbildungen. Zwischen den Zellsträngen feinfaserige Grundsubstanz. Van Gieson, 64 : 1

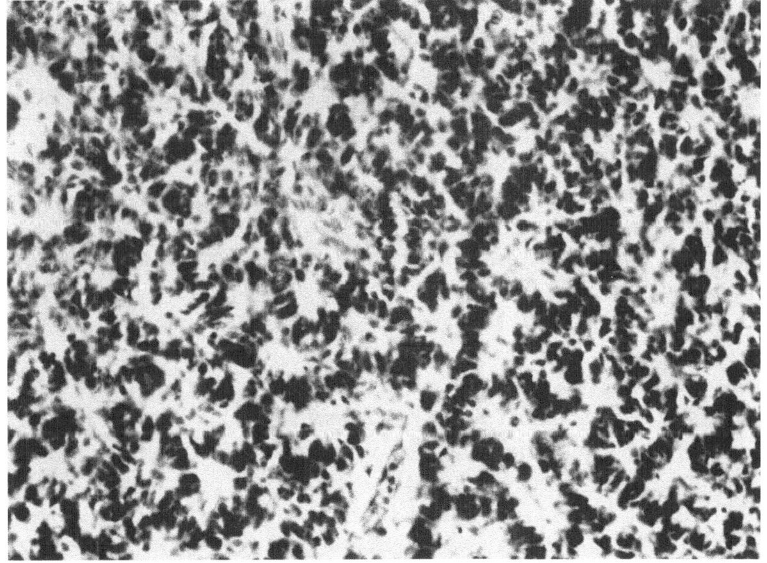

Abb. 2. Medulloblastom, leptomeningeale Aussaat. Spiralförmiges Wachstum von Zellketten, die sich mehrfach überkreuzen. Dabei entstehen Pseudorosetten-Formationen, deren Kerne in verschiedenen Ebenen liegen. H.-E., 64 : 1

neurofibrillären Differenzierung gibt es keine Normen. Im einen Fall sind es lediglich die Kerne, die einen neuronalen Charakter aufweisen, im anderen Fall das Cytoplasma.

Die mit den Hortegaschen Methoden erhobenen Befunde POLAKs stimmen damit überein. Er beschreibt im Cytoplasma der Medulloblastomzellen eine oder mehrere Neurofibrillen. Sie liegen entweder um den Kern herum oder im Plasma selbst und haben einen geraden oder wellenförmigen Verlauf. In einigen Zellen erkennt man die Neigung dieser Fibrillen einen axonalen Fortsatz zu bilden. Solche Zellen liegen zumeist in Grüppchen, dann vorwiegend in einer rosettenartigen Lagerung, wobei diese Rosetten nicht über ein zentrales Lumen verfügen. Im Zentrum dieser Rosetten konfluieren die Zellfortsätze nach Art kleiner neurofibrillärer Plexus. Solche Formationen erinnern an die embryonalen ganglionären Strukturen. Sie treten nach POLAK ausschließlich in Neuroblastomen auf.

Die Interpretationen von HORTEGA und POLAK stehen und fallen mit der Elektivität der angewendeten Imprägnationstechnik. Ganz offensichtlich sind die Befunde jedoch durch die Anwendung zahlreicher, ursprünglich für unterschiedlichste Zwecke bestimmter Methoden gewonnen worden. Über eine für die Darstellung neoplastischer Neuroblasten elektive Methode finden sich in den uns zugänglichen Arbeiten beider Autoren keine Hinweise. Die Tatsache, daß übereinstimmende Bilder durch die Anwendung verschiedenartiger, jeweils für etwas anderes als elektiv bezeichnete Methoden gewonnen werden, muß den Wert dieser Befunde naturgemäß sehr einschränken.

Gegen den Elektivitätsanspruch der Metallimprägnationsmethoden bei neoplastischem Gewebe hat insbesondere WILLIS 1962 Stellung genommen. Er weist darauf hin, wie unsicher diese Methoden in ihren zahlreichen Varianten sind und daß häufig andere Zellen als die in Frage stehenden imprägniert werden. Die bei Tumorzellen stets vorhandene Anaplasie verändert nicht nur Form und Größe, sondern ebenso ihr färberisches Verhalten.

Ein ganz wesentlicher Wert im Hinblick auf die neuroektodermale oder auch neuronale Natur des sogenannten Medulloblastoms wird dem Vorkommen von Pseudorosetten in diesen Tumoren beigemessen. Diese Zellformationen werden als atavistische Strukturen im Sinne einer Nachahmung des primitiven Neuralrohres von seiten des Tumorgewebes interpretiert.

Als „Rosette" oder *echte* Rosette wird in der Hirngeschwulstpathologie ein Kranz von Tumorzellen bezeichnet, der ein zentrales, durch eine Membran begrenztes Lumen umgibt. Derartige Strukturen kommen ausschließlich bei einigen Retinoblastomen vor, und zwar lediglich beim intraoculären Tumor, nicht in den Metastasen. Sie werden als eine Nachahmung des Neuralrohres und in dieser Form als Zeichen der Differenzierungstendenz der Geschwulstzellen angesehen (REESE). Neben dieser Auffassung von der Rosette als Nachahmung des Neuralrohres, wird auch die Meinung vertreten, daß es sich bei ihnen um Nachahmungen der Stäbchen- und Zapfenschicht handelt (WILLIS; s. a. GÄRTNER). Während die meisten Autoren indessen darin übereinstimmen, daß die Rosetten Ausdruck einer vorhandenen Differenzierungstendenz des Geschwulstgewebes sind, hält ZEISS sie nicht einmal für autochthone, sondern nur für sekundär entstandene Formationen (s. a. GULLOTTA u. LANZA). Er führt ihr Zustandekommen auf die Verschlingung schleifen- und S-förmiger Zellketten, welche über- und untereinander passieren, zurück. Die Rosette soll dabei jeweils in einer bestimmten Schnittebene einer oder mehrerer Schleifenachsen auftreten.

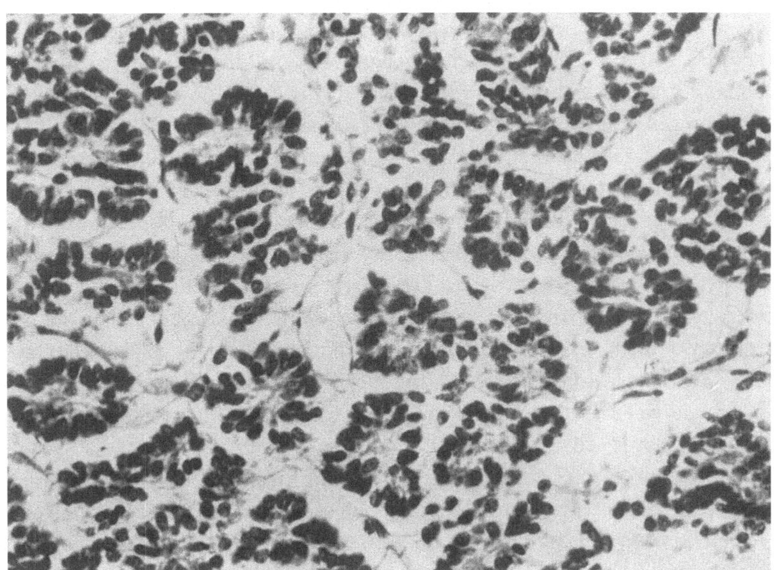

Abb. 3. Adenosarkom der Niere (Wilms-Tumor). Pseudorosetten als Vorstufen von Tubuli. Von den peripheren Kernen erstrecken sich zentripetal zarte Zellfortsätze. Ptah, 100 : 1

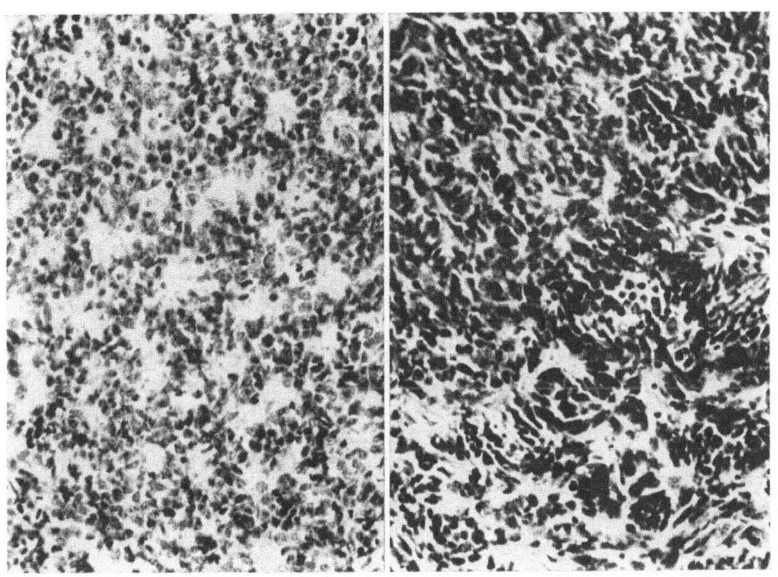

Abb. 4 a   Abb. 4 b

Abb. 4 a. Ewing-Sarkom. Radiäre Lagerung der Geschwulstzellen um Mikronekrosen. Van Gieson, 64 : 1

Abb. 4 b. Gehirnmetastase eines Haferzellcarcinoms der Lunge. Rhythmische Anordnung der Tumorzellen mit angedeuteter Palisadenstellung und Pseudorosettenbildung. Van Gieson, 64 : 1

Echte Rosetten der bei Retinoblastomen vorkommenden Art werden bei den Medulloblastomen des Kleinhirns niemals beobachtet. Hier finden sich lediglich Andeutungen radiärer Kern- und Zellagerungen, die gelegentlich um das Zentrum eines pyknotischen Kerns oder einen kleinen Kalkniederschlag angeordnet sind. In anderen Fällen befindet sich im Zentrum der sogenannten *Pseudo*rosette eine Mitose, u. U. auch eine Capillare.

In nur wenigen Pseudorosetten sind im Zentrum feine Fäserchen nach Art von konfluierenden plasmatischen Fortsätzen zu erkennen. Diese den rosettenartigen Bildungen der Geschwülste des sympathischen Grenzstranges entsprechenden Formen sind die einzigen, die im formalgenetischen Studium des Medulloblastoms von einer gewissen Bedeutung sein könnten. Bei keiner der genannten Pseudorosettenformen ist jedoch das für die echte Rosette charakteristische Lumen festzustellen.

Rosetten aus einwandfrei als solchen erkennbaren Ganglienzellen mit langen Faserfortsätzen, wie sie für das Gangliocytom des Sympathicus charakteristisch sind, treten beim Medulloblastom des Kleinhirns nicht auf. Insofern ist ein histogenetischer Vergleich der radiären Zellanordnungen des Medulloblastoms mit den Rosetten des Sympathoblastoms nur sehr bedingt zulässig.

Die Übertragung der Sympathoblastom-Pseudorosette auf die Medulloblastome als ein für die histogenetische Einordnung entscheidendes Merkmal ist im wesentlichen auf die Arbeiten von WRIGHT (1910) und BAILEY u. CUSHING (1925) zurückzuführen. WRIGHT erkannte als erster diese Geschwülste des Brust- und Bauchraumes als Tumoren des Sympathicus, indem er das histologische Bild dieser Blastome mit Bildern sich entwickelnder sympathischer Ganglien und der Nebennierenanlage verglich. Dabei lenkte er die Aufmerksamkeit auf die Pseudorosetten (quergetroffene ball-like cell masses) und die feinen Fasern, die zum Teil mit den Zellen in Verbindung standen und die wie bei dem embryonalen Sympathicus oft nach Art einer Bündelung zusammenlagen. Unter den 12 Tumoren WRIGHTs befand sich auch ein Kleinhirntumor mit ähnlichen Strukturen. Dieser Fall wurde später in der Arbeit von BAILEY u. CUSHING (1925, Fall 3) erneut verwendet. Die dort abgebildeten Pseudorosetten bestehen lediglich aus einer radiären Lagerung von Zellen ohne faserige Grundsubstanz.

POLAK unterteilt die Pseudorosetten der sogenannten Medulloblastome in 3 Gruppen:
1. Rosetten ohne Lumen. In einem Teil von ihnen können im Zentrum eine oder mehrere axonale Fäserchen dargestellt werden, die aus den peripher liegenden Zellen stammen. Diese Rosetten kommen nur bei Neuroblastomen vor.
2. Rosetten mit Lumen. Man erkennt feine, aus den peripher gelegenen Zellen stammende Fibrillen, die bis zum Lumen verlaufen. Diese Fibrillen können neuronaler (Neuroblastome, Neuroepitheliome) oder glialer (Glioblastome, Glioepitheliome) Natur sein. Letztere nehmen immer Kontakt mit einer mesenchymalen Struktur, einem Gefäß auf.
3. Es finden sich außer der radiären Zellagerung keine weiteren Strukturen und keine fibrillären Differenzierungen. Dann kann die Rosette in diesen Fällen sowohl glialer als auch neuronaler Herkunft sein. Die richtige Geschwulstdiagnose kann nur durch den Gesamteindruck des Tumors gestellt werden.

Das Auftreten von Pseudorosetten oder mosaikartigen und rhythmischen Zelllagerungen kann indessen keineswegs als Medulloblastom- oder gar Neuroblastomspezifisch angesehen werden. Gleichartige, ja vollkommen identische Strukturen finden sich bei einer großen Zahl anderer kleinzelliger Geschwülste. Man erkennt sie beim Adenosarkom der Niere (Wilms-Tumor), beim Haferzellcarcinom der Lunge, beim undifferenzierten Reticulosarkom der Knochen (Ewing-Sarkom).

Das Vorkommen von Pseudorosetten bei einigen Ewing-Sarkomen sowie die Neigung der Sympathoblastome zur Körpermetastasierung haben WILLIS veranlaßt, die nosologische Einheit des Ewing-Sarkoms abzulehnen. Er ist der Auffassung, daß diese kleinzelligen, angeblich primären Knochengeschwülste Metastasen von Neuroblastomen des Sympathicus sind (u. U. auch von kleinzelligen Bronchialcarcinomen). Diese Auffassung hat sich indessen nicht durchsetzen können (VON ALBERTINI; UEHLINGER u. Mitarb.; PAIS u. ZANASI; EVANS u. a.).

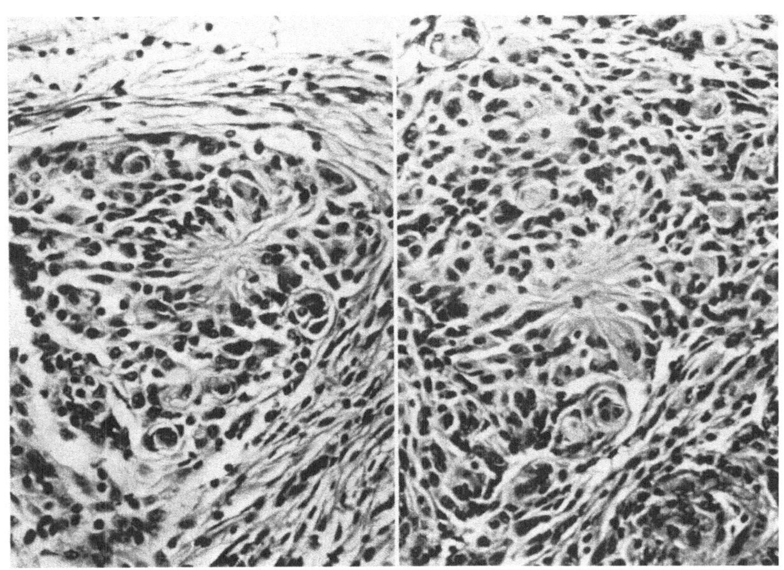

Abb. 5. Endotheliomatöses Meningeom. „Typische" Pseudorosette. Von den peripheren Kernen erstrecken sich feine zentripetale Zellfortsätze. Daneben die für das Meningeom charakteristischen Zwiebelschalenbildungen. H.-E., 64 : 1

Von verschiedenster Seite ist scharfe Kritik an der Spezifität der Pseudorosetten geübt worden. LICHTENSTEIN u. JAFFÉ hielten solche Formationen für sekundär, für radiär gelagerte Zellen um eine zentrale Degenerationszone. STOUT setzte sich 1943 mit dem Problem der Pseudorosetten ausführlicher auseinander, konnte aber zu keinem befriedigenden Ergebnis kommen. Er verweist auf OBERLING, der diesen Strukturen keinerlei histogenetische Bedeutung zuschreibt, da er sie insbesondere bei kleinzelligen Geschwülsten des Mediastinums und der Lungen angetroffen habe, in denen ein Sympathoblastom sicher nicht vorlag. OBERLING ist der Meinung, daß die Pseudorosetten auf einer „purely physical basis" entstehen, infolge von Degenerationen und Nekrosen und nachfolgender radiärer Zellagerung.

Auch HERZOG hält die Rosettenbildung für sekundär und erklärt sie durch Nekrose des zentralliegenden Gefäßes oder durch kleine Blutungen bei perithelialer Lagerung der Tumorzellen. Schließlich schreibt MASSON, daß die Pseudorosetten der Ewing-Sarkome von denen der Sympathoblastome verschieden seien. Die radiär gelagerten Kerne sind rund und größer als die länglichen der Sympathoblastome. Das Zentrum der Ewing-Sarkom-Pseudorosette besteht nicht aus feinen Fibrillen, sondern aus einem cytoplasmatischen Syncytium. Auch wenn vereinzelte Fibrillen erkannt werden, lassen sich diese weder mit den Methoden für Neurofibrillen noch mit solchen für Kollagen darstellen.

Auch beim embryonalen Adenosarkom der Niere (Wilms-Tumor) sind Pseudorosetten häufig zu beobachten. Dabei handelt es sich zum Teil um eine beginnende Differenzierung in Tubuli. Viele solcher Pseudorosetten sind indessen morphologisch von denen bei Medulloblastomen nicht zu unterscheiden.

AZZOPARDI hat 1959 ähnliche Strukturen beim Haferzellcarcinom der Lunge beschrieben. Interessant ist der von ihm erwähnte Befund von *streams* und *ribbons*, d. h. von schleifenartigen Zellkernen, die sehr starke Ähnlichkeiten mit den rhythmischen Zellagerungen der Medulloblastome zeigen.

Zusammenfassend kann daher die aus peripher liegenden Kernen und zentripetal orientierten Zellfortsätzen bestehende Pseudorosette nicht als für das Medulloblastom oder gar Neuroblastom spezifisch angesehen werden. Identische Zellformationen werden bei einer Vielzahl von andersartigen kleinzelligen Tumoren erkannt, nicht selten auch bei endotheliomatösen Meningiomen.

Das aber besagt nichts anderes, als daß aus dem histologischen und cytologischen Bild der Medulloblastome ein sicherer Hinweis auf ihre neuroektodermale Herkunft nicht zu entnehmen ist.

Die Beziehungen des Medulloblastoms zu Retinoblastom und Neuroblastoma sympathicum

Enge verwandtschaftliche Beziehungen zwischen Medulloblastomen einerseits und Retino-, Sympatho- und Pineoblastomen andererseits, sind von BAILEY u. CUSHING, GAGEL, ROUSSY u. Mitarb., HENSCHEN, ZÜLCH u. a. auf Grund klinischer, histogenetischer und morphologischer Daten angenommen worden. Auch die drei letztgenannten Geschwulstformen werden als neuroektodermale Tumoren des Kindesalters bezeichnet. Histologisch sind sie charakterisiert durch undifferenzierte Zellen, Rosetten bzw. Pseudorosettenbildungen und klinisch durch ein rasches Wachstum.

Unter der axiomatischen Betrachtung des Medulloblastoms als eines neuroektodermalen Tumors sind die zwischen diesen Geschwülsten bestehenden Ähnlichkeiten im Laufe der Zeit zunehmend überbewertet worden, so daß ZÜLCH von einer gemeinsamen Medulloblastomgruppe spricht und Retino-, Sympatho- und Pineoblastom als Medulloblastom der Retina, des Sympathicus und der Pinealis bezeichnet. Daß jedoch in klinischer wie auch in morphologischer Hinsicht schwerwiegende Unterschiede bestehen, ist folgenden Hinweisen zu entnehmen:

Klinisch sind die Retino- und Sympathoblastome von den Medulloblastomen des Kleinhirns schon auf Grund des Erkrankungsalters zu trennen. Während die Alterskurve der sogenannten Medulloblastome einen Gipfel um das 8. bis 12. Lebensjahr zeigt, wird die Mehrzahl der Retinoblastome und Sympathoblastome bei Säuglingen bzw. Kleinstkindern beobachtet, vorwiegend innerhalb der ersten drei Lebensjahre. Mit zunehmendem Erkrankungsalter treten bei den Sympathicustumoren die reiferen Formen der Gangliocytome auf. Zwischen den unreifen Sympathogoniomen und den reifen Gangliocytomen sind regelmäßig fließende Übergänge vorhanden.

Das Retinoblastom andererseits ist eines der ganz seltenen Geschwülste im Bereich des Zentralorgans, für das in einem großen Prozentsatz Vererbung und gehäuftes familiäres Auftreten nachgewiesen sind, was für die Kleinhirn-Medulloblastome über den Rahmen von Einzelfällen hinaus, die es bei allen Geschwulstkrankheiten gibt, nicht bekannt ist.

Morphologisch haben diese Tumoren lediglich gemeinsam, daß sie zum größten Teil aus kleinen undifferenzierten Zellen aufgebaut sind. Die Reifungsformen unterscheiden sie jedoch sehr deutlich voneinander. Die Retinoblastome zeigen eine echte Rosettenbildung. Die Sympathoblastome unterscheiden sich von den Medulloblastomen des Kleinhirns durch das Auftreten von Ganglienzellen und Nervenfasern, die bereits mit den üblichen histologischen Methoden ohne die Anwendung von Metallimprägnationen darstellbar sind. Echte Reifungsformen des Kleinhirnmedulloblastoms sind demgegenüber unbekannt. Es gibt keine reife Variante des Medulloblastoms, die durch das regelmäßige Auftreten besonderer Strukturen — wie beim Retinoblastom — oder reifer neuroektodermaler Zellen wie beim Sympathoblastom gekennzeichnet wäre.

Aus der Tatsache, daß hin und wieder einzelne Zellformen angetroffen werden, die mit Hilfe besonderer — zweifelhaft elektiver — Methoden reife oder differenzierte Ganglienzellen oder Gliazellen darstellen könnten, ist nicht zwingend zu folgern, daß das Medulloblastom des Kleinhirns den übrigen neuroektodermalen Geschwülsten des Kindesalters analogisierbar ist. Ähnlichkeiten zwischen den genannten Geschwülsten bestehen nur so lange, als die Tumoren aus völlig undifferenzierten Zellen aufgebaut sind. Sobald Differenzierungsformen auftreten, sind deutliche morphologische Unterschiede vorhanden.

Wenn, wie HORTEGA und POLAK annehmen, das sogenannte Medulloblastom des Kleinhirns ein dem Sympathoblastom vergleichbares Neuroblastom wäre, dann sollte man erwarten, daß zumindest in einem Teil der Fälle eine reifere Variante mit Bildung von Nervenzellen und einer faserigen Grundsubstanz nach Art von Nervenfasern auftreten müßte.

Das *Pineoblastom* sollte aus dieser Reihe überhaupt verschwinden. Man darf annehmen, daß es sich bei einem Teil der so bezeichneten Tumoren um gewöhnliche Medulloblastome des Kleinhirns handelt, die auf Grund ihrer Lokalisation bzw. Ausdehnung in die Pinealisgegend hinein als Pinealistumoren bezeichnet werden. Es ist verständlich, daß bei diesen Fällen morphologisch keine Unterschiede zu den Kleinhirnmedulloblastomen bestehen können. Bei den übrigen als Pineoblastom bezeichneten Tumoren handelt es sich entweder um echte, nur wenig strukturierte Geschwülste der Pinealis (Pinealome) oder um Teratome der Pinealisgegend. Beide haben mit dem Medulloblastom des Kleinhirns weder histologisch noch histogenetisch irgend etwas zu tun.

Aus den angeführten Gründen erscheint die Annahme einer engeren Verwandtschaft der sog. Medulloblastome des Kleinhirns mit den übrigen unreifen neuroektodermalen Geschwülsten des Kindesalters unzureichend begründet. Daß diese Geschwülste im undifferenzierten Stadium einander ähnlich sehen, steht außer Zweifel. Aber ihre morphologischen Ähnlichkeiten sind nicht größer als diejenigen, die zwischen den sogenannten Medulloblastomen und den übrigen frühkindlichen Geschwülsten der Körperorgane bestehen, so lange bei diesen Geschwülsten ebenfalls keine Differenzierungsformen vorhanden sind (s. u.).

Ausgangspunkt und Lokalisation der Medulloblastome

Die offenbar ausschließliche Lokalisation der sogenannten Medulloblastome im Kleinhirn wird allgemein durch embryologische Daten erklärt. Der Tumor soll von den embryonalen Zellresten der sogenannten Matrix accessoria ausgehen.

Unähnlich den übrigen Abschnitten des zentralen Nervensystems entwickelt sich das Kleinhirn aus einer ventrikulären *und* einer akzessorischen Matrix. Letztere soll aus embryonalen, pluripotenten neuroektodermalen Zellen bestehen, die von den in der Telaansatzstelle des Plexus chorioideus vorhandenen Ependymkeilen SCHAPERs ausgehend, sich über die gesamte Kleinhirnoberfläche ausbreiten, um die „äußere embryonale Körnerschicht" zu bilden (JAKOB, OSTERTAG, KERSHMAN u. a.).

Die Entwicklung des Kleinhirns (JANSEN u. BRODAL, 1956; HAMILTON, BOYD u. MOSSMAN, 1962) vollzieht sich in zwei Phasen. Die erste Phase ist durch eine allmählich zunehmende Eversion, die zweite durch eine fortschreitende Inversion charakterisiert.

Ausgangspunkt für die Entstehung des Kleinhirns ist eine im rostralen Teil des Rautenhirns gelegene bilateral symmetrische Anlage, die als zwei in der Mitte durch eine schmale Brücke verbundene leichte Verdickungen in der Flügelplatte erkennbar ist. Durch rasche Dickenzunahme und die Eversion der Kleinhirnanlage wird die Kleinhirnplatte ventrikelwärts vorgewölbt. Es kommt zur Bildung einer medialen Furche, die später verschwindet. Gelegentlich bleibt sie jedoch für längere Zeit als ein median verlaufender, schmaler Kanal am Fastigium vorhanden. Mit der Obliteration dieser Fissura mediana cerebelli ist die erste Entwicklungsphase abgeschlossen. Von der Mitte des dritten Monats an wird die äußerlich beidseitig eingedellte und ventrikelwärts konvexe Kleinhirnplatte mehr und mehr gewölbt. Vor dem Ende des dritten Monats liegt der Hauptanteil des Kleinhirns extraventrikulär. Einen Monat später haben sich die am weitesten kaudal gelegenen Abschnitte an der Basis den rostralen Kleinhirnabschnitten genähert. Durch das weitere Wachstum und infolge der Einrollung kaudaler Kleinhirnabschnitte wird das mit dem Nodulus fest verwachsene Velum medullare posterius mit der Telaansatzstelle nach rostral gebracht. Bei vollendeter Kleinhirnentwicklung liegt dieses ursprünglich extracerebelläre Gebiet unterhalb des Unterwurmes. Es wird vom Kleinhirn überdeckt.

Nach HAMILTON u. Mitarb. besteht das Dach des IV. Ventrikels ursprünglich nur aus ependymalen Zellen. Diese dünne Ependymzellschicht wird später durch embryonale Pia mater von außen her verstärkt und bildet damit die „Tela chorioidea des IV. Ventrikels". Gefäßreiche Falten dieser Tela stülpen sich durch die Fissura chorioidea in den Ventrikel hinein. Dadurch entstehen die Vorstufen des Plexus chorioideus. Das Areal der Tela chorioidea zwischen Kleinhirn und Fissura chorioidea ist leicht verdickt, aus ihm wird später das „Velum medullare posterius". Während des dritten Monats wird die Tela hinter der Fissura chorioidea außerordentlich dünn und wölbt sich als ependymales Divertikel in das mesenchymale Retikulum vor. Durch das Verschwinden des Ependyms bildet sich an dieser Stelle später eine Öffnung zwischen dem IV. Ventrikel und den subarachnoidealen Räumen (Apertura mediana, Foramen Magendie). Noch später bilden sich ähnliche Öffnungen in den lateralen Recessus (Aperturae laterales).

Zur Matrix accessoria schreibt OSTERTAG 1956: Während am übrigen Neuralrohr das gesamte Zellbildungsmaterial von den ventrikulären Keimlagern ausgeht, besitzt einzig und allein das Kleinhirn eine zusätzliche Keimschicht, die, von den Ependymkeilen SCHAPERs ausgehend, die Oberfläche der Organanlage überzieht. Primär geht dieses Bildungsmaterial auch von den genannten Ependymkeilen aus und stellt eine Vermehrung pluripotenten Materials indifferenter Zellen vorzüglich an der Grenze zwischen Nervensubstanz und am Telaansatz dar. Die ventrikuläre Matrix hat ihren Höhepunkt vom Beginn der 4. Woche bis in den Beginn des 5. Monats, während sie dann bald erschöpft ist. Die akzessorische Matrix tritt im dritten Monat auf, ist um die Wende des 4. zum 5. Monat am stärksten und bildet sich dann bis zum Ende des ersten Lebensjahres zurück, kann aber noch in Resten bis zum 11. Monat nach der Geburt gefunden werden. Nach den Untersuchungen von HOCHSTETTER, A. JAKOB, HAJASHI u. a., bildet die *ventrikuläre* Matrix, abgesehen von den Kernen des Kleinhirns, die

Schicht der inneren Körner, die vom 2. Monat ab schon deutlich erkennbar ist, sowie die Purkinjezellen. Von der *akzessorischen* Matrix der embryonalen Körnerschicht wandert das Keimmaterial vorwiegend in die endgültige Molekularzone und gibt außerdem Material zur Bildung der inneren Körnerschicht ab. Die Zellen der superfiziellen Körnerschicht wurden von SCHAPER als indifferente Zellen bezeichnet. Auch A. JAKOB und GAGEL betonen ihre Fähigkeit zur Umbildung in Nerven- wie in Gliazellen.

Über Ursprung und Bestimmung der Zellen der embryonalen äußeren Körnerschicht sind die Autoren indessen keineswegs einig. Ob und welche Rolle sie in der Bildung der Kleinhirnrinde spielen, oder ob sie als reine Überschußbildung nur zugrunde gehen, ist umstritten. WOODARD hat neuerdings (1960) sogar die Meinung vertreten, daß die embryonale Körnerschicht aus Ependymzellen des Daches des IV. Ventrikels besteht. Diese Zellen sollen während der Eversionsphase der Kleinhirnwülste (intraventrikuläres Wachstum) in engen Kontakt zu den Kleinhirnrandzonen treten und dort anhaften. WOODARD hält die Zellen der äußeren Körnerschicht also nicht für wandernde bipotentielle Zellen, sondern für „displaced neuroepithelial cells".

Gegen die Auffassung von der Pluripotenz dieser embryonalen Zellen der äußeren Körnerschicht hat insbesondere CAJAL Stellung genommen. Nach Untersuchungen mit Metallimprägnationen vertrat er die Meinung, daß diese Zellen neuronale Elemente seien, die sich ausschließlich zu reifen Körnerzellen entwickeln. Jede mögliche Differenzierung in glialer Richtung lehnte er strikt ab. Seine Meinung hat sich jedoch nicht durchsetzen können. Von der Mehrzahl der Autoren werden die indifferenten Zellen SCHAPERs für pluripotente neuroektodermale Zellen gehalten und mit den Medulloblasten BAILEYs identifiziert *.

Die Identität der Medulloblastomzellen mit den indifferenten Zellen SCHAPERs schien auch durch die Untersuchungen von RAAF u. KERNOHAN (1944), BRZUSTOWICZ u. KERNOHAN (1952), RINGERTZ u. TOLA (1950) unterstützt zu werden. Diese Autoren fanden bei Embryonen, Feten, Neugeborenen und Erwachsenen mit einer gewissen Häufigkeit embryonale Zellreste in der Gegend des Fastigiums (Velum medullare anterius, posterius und laterale; Nodulus; Taenia chorioidea). Da die Medulloblastome vorwiegend bei Kindern und Jugendlichen vorkommen und in der Mehrzahl der Fälle offenbar vom Unterwurm (Nodulus, Velum medullare posterius) ausgehen, schien der Zusammenhang zwischen den Zellen der Ependymkeile SCHAPERs bzw. ihrer persistierenden Reste und den Medulloblastomzellen naheliegend. Ähnliche Überlegungen sind angestellt worden, um die Entstehung der lateral lokalisierten Medulloblastome zu erklären. Es wird vermutet, daß diese Tumoren von den Resten erhalten gebliebener embryonaler äußerer Körnerschichten abstammen (SCHEINKER; STEVENSON u. ECHLIN; MARBURG).

Die Gegensätzlichkeit der hier vorgetragenen Anschauungen über die Differenzierungsfähigkeit der Zellen der Matrix accessoria sowie die gelegentliche Beschreibung von Medulloblastomen im Großhirn durch CUSHING, HORTEGA, POLAK, TOLA, CAIRNS u. RUSSELL, ANDRÉ-THOMAS u. Mitarb., HONEYMAN, WILLIS, PALACIOS zeigen, daß auch aus der Lokalisation der Medulloblastome *keine eindeutigen* Beweise für ihre neuroektodermale Genese abgeleitet werden können.

---

* Nach neuesten histoautoradiographischen Untersuchungen scheint die Entwicklung der inneren Körnerzellen aus der embryonalen Körnerschicht gesichert (s. ALTMANN u. DAS).

Das Medulloblastom und die angeborenen Geschwülste der Körperorgane

Die in den vorhergehenden Kapiteln ausführlich besprochenen, für das sogenannte Medulloblastom des Kleinhirns als charakteristisch angesehenen Daten in Morphologie, Lokalisation und Analogie zu Retino- und Sympathoblastom bieten nicht nur keine Möglichkeit der definitiven Entscheidung, ob es sich beim Medulloblastom um einen neuronalen, glialen oder bipotentialen Tumor handelt, sondern nicht einmal einen überzeugenden Hinweis dafür, daß das Medulloblastom überhaupt ein neuroektodermaler Tumor ist.

Dies zusammen mit den in diesem Punkte ebenfalls negativen Ergebnissen der Gewebszüchtung und Histotopochemie, die beide nur die Undifferenziertheit, nicht aber die neuroektodermale Herkunft der Geschwulst bestätigen, hat uns veranlaßt, die neuroektodermale Natur des Medulloblastoms grundsätzlich in Frage zu stellen und durch eine erneute vorurteilsfreie Untersuchung unseres gesamten Materials einen neuen Zugang zu dem bisher ungelösten Problem der Medulloblastomgenese zu suchen. Dazu erschien es zunächst notwendig, durch eine vergleichende Untersuchung zu prüfen, ob die Gruppenzusammenfassung Retinoblastom-Medulloblastom-Sympathoblastom, die — unausgesprochen — die neuroektodermale Genese des Medulloblastoms entscheidend unterstützt, wirklich einen realen Hintergrund hat. Es wäre immerhin möglich, daß das, was bisher für diese Dreiergruppe als charakteristisch angesehen wird, ein gemeinsames Charakteristicum *aller* angeborenen oder frühkindlichen Geschwülste darstellt und daher als Stütze für die neuroektodermale Genese des Medulloblastoms ausscheidet. Es wäre außerdem möglich, daß die angeborenen Tumoren der Körperorgane formalgenetische Gemeinsamkeiten aufweisen, die wir bisher in der Gruppe der Medulloblastome nur als Ausnahme zu sehen gewöhnt sind und deren Gewicht für die Einordnung der Geschwulstart infolgedessen bisher nicht richtig eingeschätzt worden ist.

Betrachten wir also das Medulloblastom mit der Gesamtheit aller angeborenen bzw. frühkindlichen Tumoren (Adenosarkom der Niere, botryoides Sarkom der weiblichen Genitalien, Mischtumoren des Endometriums, Mischtumoren der Leber usw.), dann ergibt sich folgendes:

Alle diese Geschwülste bestehen im wesentlichen aus einer Masse von undifferenzierten kleinen Zellen und unterscheiden sich voneinander lediglich durch das zusätzliche Auftreten von organspezifischen Differenzierungszeichen (Tubuli, Muskelfasern, Fibromanteile, Fett-, Knorpel-, Knochengewebe usw.). *In ihrem undifferenzierten Anteil sind alle diese Tumoren, einschließlich des Medulloblastoms, praktisch identisch und ohne Angabe des Ursprungsortes nicht voneinander zu unterscheiden.*

Eine Tatsache ist von besonderer Bedeutung. Die embryonalen Geschwülste der parenchymatösen Körperorgane sind in der Regel *Mischtumoren* mit einer epithelialen und einer mesenchymalen Komponente. Das ist besonders deutlich beim Adenosarkom der Niere und beim embryonalen Mischtumor der Leber. Von Bedeutung ist ferner, daß in der Regel ein Tumoranteil gutartig — oder besser gesagt — gutartiger zu sein scheint als der andere. Die Bezeichnung Adenosarkom für den Tumor der Niere gibt dieses Verhältnis von epithelial-gutartig zu mesenchymal-bösartig treffend wieder. (Bei den angeborenen Mischtumoren der Leber ist eher das Umgekehrte der Fall.)

Durch die ihm eigene stärkere Proliferationstendenz gewinnt entweder der mesenchymale oder der epitheliale Geschwulstanteil zunehmend ein größeres Übergewicht, so daß in den Endstadien des Geschwulstbildungs- und -wachstumsprozesses die ursprüngliche Zusammensetzung aus zwei Komponenten u. U. nicht mehr erkenn-

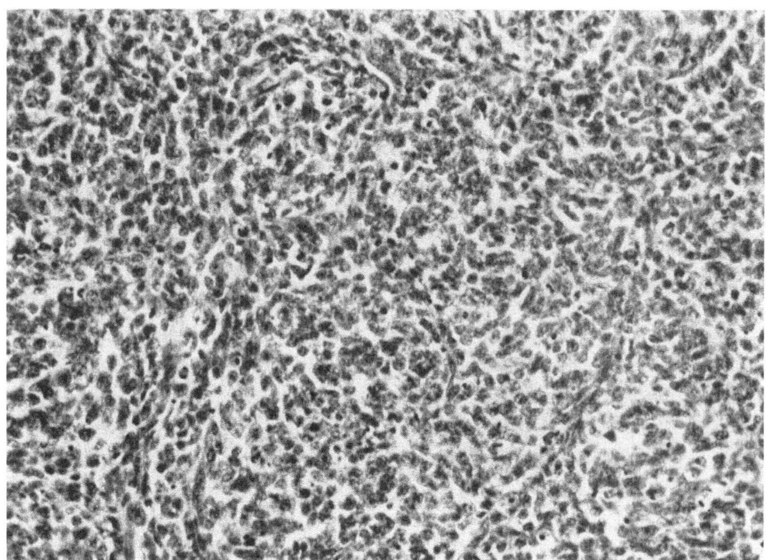

Abb. 6. Typisches Medulloblastom. Die homogene Geschwulst besteht aus dicht gepackten, cytoplasmaarmen Zellen mit rund-ovalen, relativ chromatinarmen Kernen. Zahlreiche Teilungsfiguren und Kernpyknosen. Van Gieson, 64 : 1

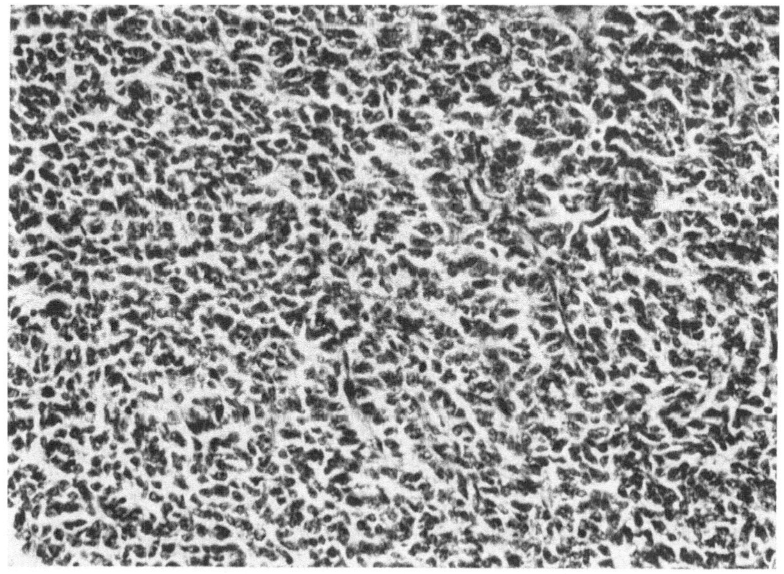

Abb. 7. Wilms-Tumor, Blastem-Anteil. Man erkennt eine Masse undifferenzierter kleiner Zellen mit rund-ovalen, chromatinarmen Kernen (vgl. Abb. 6 und 8). Van Gieson, 64 : 1

bar ist. Für diese Verhältnisse hat die Allgemeine Tumorpathologie den Begriff des
„Overgrowth" — des Überwachsens — geprägt (s. a. VON ALBERTINI, 1955; HAM-
PERL, 1956).

Im Kleinhirn gibt es genau dasselbe. Es gibt Medulloblastome, die einen ganz
charakteristischen Aufbau aus zwei Gewebskomponenten zeigen. Sie bestehen aus
mesenchymalen retikulinreichen „Zügen", die neuroektodermale, retikulinfreie „Felder" einschließen. Die Zellen der Züge sind relativ groß mit rund-ovalen, chromatinarmen Kernen, die Zellen der Felder sind klein, mit chromatinreichen Kernen, die
große Ähnlichkeiten zu den Zellen mißgebildeter Körnerschichten aufweisen.

Wir haben aus unserer Sammlung neun solcher Geschwülste heraussuchen können.
Sie wurden alle bei Säuglingen und Kleinkindern beobachtet, sie lagen extra- bzw.
paracerebellär und waren von Kleinhirnmißbildungen begleitet.

Während in diesen Tumoren ein Gewebsanteil zweifellos neuroektodermaler
Natur ist, ist der andere auf Grund des mächtigen Retikulinfasergehaltes und der
unterschiedlichen Zellpopulation als mesenchymal anzusehen. Interessant und wichtig
ist die Tatsache, daß das Mengenverhältnis der beiden Gewebsanteile von Fall zu
Fall, ja sogar innerhalb des gleichen Falles stark schwanken kann, so daß nur eine
ausgedehnte Untersuchung es erlaubt, auch die zweite Gewebskomponente zu erfassen.
In der Regel ist der neuroektodermale Anteil geringer. Es ist nicht daran zu zwei-
feln, daß es sich bei diesen Tumoren um *Mischgeschwülste* handelt, die den embryonalen Mischtumoren der anderen Organe gleichzusetzen sind (s. u.).

Warum es sich bei den angeborenen Geschwülsten der Körperorgane in der Regel
um epithelial-mesenchymale Mischgeschwülste handelt, ist leicht zu verstehen, wenn
man bedenkt, daß für die Entstehung dieser Geschwülste eine chronische cancerogene Stimulation nicht in Frage kommt. Diese angeborenen Geschwülste können nur
auf der Grundlage einer Entwicklungs- oder Wachstumsstörung entstehen. Da das
Wachstum sich entwickelnder Organe in überaus enger Wechselwirkung von Parenchym und Mesenchym stattfindet, müssen derartige Störungen innerhalb eines
bestimmten Einflußareals stets beide Komponenten in gleicher Weise beeinträchtigen.

Da es sich bei allen übrigen embryonalen Geschwülsten praktisch um Mischtumoren mit sarkomatösem oder epithelialem „Overgrowth" oder von vornherein um Sarkome handelt, haben wir uns die Frage gestellt, ob nicht auch die angeborenen oder
frühkindlichen Tumoren des Kleinhirns Overgrowth-Tumoren, und zwar Over-
growth-Sarkome sein könnten. Wir haben infolgedessen nach mesenchymalen Differenzierungszeichen gesucht. Dabei sind wir auf Medulloblastome gestoßen, die von
einem feinen, ausgedehnten Retikulinfasernetz durchsetzt sind. Es sind dies jene
Medulloblastome, die vornehmlich bei Jugendlichen oder jugendlichen Erwachsenen
vorkommen und gelegentlich auch als „umschriebenes Arachnoidealsarkom des Kleinhirns" nach FOERSTER u. GAGEL diagnostiziert werden (D'ARRIGO u. Mitarb.; DEXTER
u. HOWELL; u. a.). Der Unterschied zwischen diesen Geschwülsten und dem Medulloblastom des früheren Kindesalters besteht im wesentlichen im Retikulinfasergehalt.
Sonst sind sie kaum voneinander zu unterscheiden (RUBINSTEIN u. NORTHFIELD). Das
Retikulin dieser Geschwülste der Jugendlichen ist regelmäßig als reaktiv angesehen
worden. Daß es in der Tat zu einer reaktiven Retikulinfaserbildung in den von diesen
Tumoren durchsetzten Leptomeningen kommt, steht außer Zweifel. Daß aber die
Retikulinfasern auch tumoreigen auftreten können, beweist die Untersuchung von
Fällen mit kleinen intracerebellären Geschwulstknoten. Es läßt sich dabei deutlich

zeigen, daß die Retikulinfäserchen dieser Abschnitte sehr viel feiner sind als die reaktiven und zum Teil bereits kollagenisierten Fasern innerhalb der Leptomeningen. Überdies sind kleine Zellgruppen, sogar Einzelzellen von diesen Fäserchen umsponnen. Daraus ist zu entnehmen, daß die *Geschwulstzellen des „reiferen" Medulloblastoms offenbar imstande sind, Retikulinfasern zu bilden.*

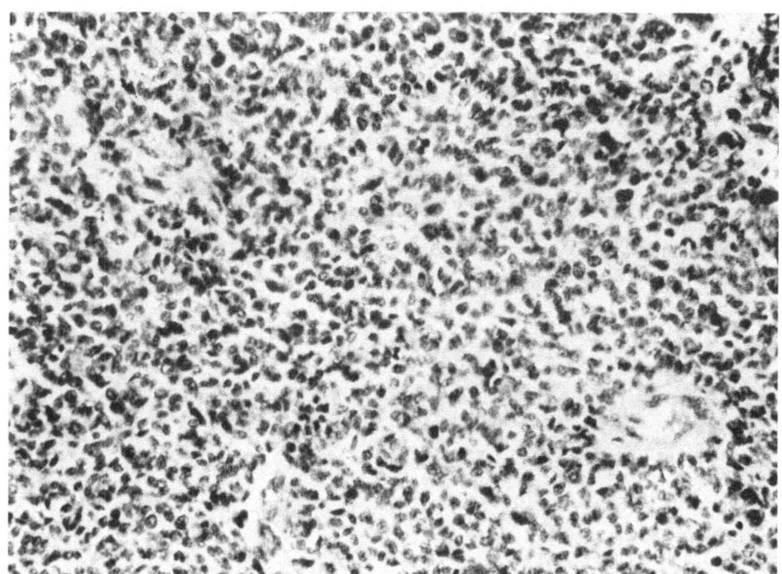

Abb. 8. Ewing-Sarkom. Die Geschwulstzellen sind klein, die Kerne rund-oval, chromatinarm. Charakteristische Übersichtsstrukturen fehlen. H.-E., 64 : 1

Um das Ergebnis unserer Untersuchungen vorweg zu nehmen: Wir sind der Auffassung, daß es sich bei den angeborenen undifferenzierten Tumoren des Kleinhirns, den sogenannten Medulloblastomen, um „Overgrowth"-Sarkome handelt, wie es von den embryonalen Tumoren der übrigen Körperorgane lange bekannt ist.

Mit dieser Annahme findet die große Anzahl der bisher als Kuriositäten betrachteten Medulloblastome mit glatten und quergestreiften Muskelfasern, mit Lipom- und Angioreticulomanteil ihre adäquate Erklärung. Indirekt werden diese Fälle gleichzeitig zu einer weiteren Stütze der hier vorgetragenen Konzeption durch die Tatsache, daß Muskelfasern bei fast allen embryonalen Tumoren beobachtet werden: Adenorhabdomyosarkom der Niere, botryoides Rhabdomyosarkom der Vagina und Gallenblase, Hepatorhabdomyoblastom, Rhabdomyosarkom des männlichen Urogenitalapparates und dergleichen. Quergestreifte Muskelfasern sind indessen niemals beim Sympathoblastom und Retinoblastom beschrieben worden.

Pathomorphologische Untersuchungen. Material und Methoden

Unserer Untersuchung liegen 88 Geschwülste der hinteren Schädelgrube zugrunde (58 Biopsien; 47 Obduktionen), die in den Jahren 1946 bis 1966 im hiesigen Institut als Medulloblastome resp. kleinzellige Sarkome diagnostiziert wurden.

Der überwiegende Teil des Untersuchungsmaterials stammt aus der Neurochirurgischen Universitätsklinik Bonn, deren Direktor, Herrn Prof. Dr. P. Röttgen, wir dafür zu besonderem Dank verpflichtet sind. Von 27 operativ entfernten Medulloblastomen wurden Gewebekulturen angelegt.

Die lichtmikroskopische Untersuchung erfolgte am formolfixierten Material.
Einbettungen in Celloidin, Paraffin, Gelatine, Gefriermethode.
Färbungen resp. Imprägnationen nach Nissl, van Gieson, Gomori, Bodian, Palmgreen, Heidenhain sowie mit Hämatoxylin-Eosin, Phosphor-Wolframsäure-Hämatoxylin, Azanfärbung, Sudanrot zum Fettnachweis *.
Die in vitro-Kultivation des Geschwulstgewebes erfolgte nach der von Kersting 1961 angegebenen Technik. Die steril entnommenen Geschwulstanteile wurden in einem mit Nährflüssigkeit gefüllten Zentrifugenglas sorgfältig zerkleinert und die so gewonnenen Gewebspartikel auf in Reagenzgläsern fixierte Deckglasstreifen übertragen. Aus jeder Einzelgeschwulst wurden auf diese Weise 100 bis 150 Explantate gewonnen. Anschließend wurde Nährflüssigkeit zugesetzt und die Kulturen im Brutschrank bei 37° als Rollkulturen gezüchtet. Die in vitro neugebildeten Zellkolonien wurden in verschiedenen Entwicklungsstadien entnommen, in Äthanol fixiert und vorwiegend mit Hämatoxylin-Eosin gefärbt. Einzelne Kulturen wurden bei entsprechender Fixation nach Bodian imprägniert.

Ergebnisse

Die der Untersuchung zugrunde liegenden 88 Geschwülste ließen sich morphologisch in drei Hauptgruppen einteilen:
1. 11 großzellige Tumoren,
2. 56 kleinzellige Tumoren,
3. 9 Mischgeschwülste.

3 Fälle wurden als kleinzellige Kleinhirn-Reticulosarkome mit diffuser leptomeningealer Aussaat bzw. als diffuse Sarkomatose der weichen Häute mit intracerebellären Tumorknoten ausgesondert. In 9 weiteren Fällen führte die erweiterte Untersuchung zur Korrektur einer Fehldiagnose. Ursprünglich als Medulloblastom eingeordnete Geschwülste erwiesen sich bei sorgfältiger Überprüfung, insbesondere der Gewebekulturen, als zur Gruppe der Ependymome und Spongioblastome gehörig. Sie werden in der vorliegenden Untersuchung nicht weiter verwertet.

Die auf Grund morphologischer Kriterien getroffene Einordnung in die drei Prototypen entspricht gleichzeitig weitgehend dem *Erkrankungsalter* der Tumorträger. So beträgt bei den großzelligen Geschwülsten der Altersgipfel 4 bis 6 Jahre, bei den kleinzelligen 15 bis 17 Jahre und bei den Mischgeschwülsten 2 bis 4 Jahre. Abgesehen von dem für die sogenannten Medulloblastome wie übrigens auch für die Adenosarkome der Niere bekannten Überwiegen des männlichen Geschlechtes ließen sich weitere Geschlechtsabhängigkeiten der Untergruppen nicht feststellen.

1. Die großzelligen Geschwülste
(Erkrankungsalter 4—6 Jahre)

Die dieser Gruppe zugeordneten Geschwülste bestehen aus einer im Übersichtsbild homogenen Zellanhäufung ohne charakteristische Organisationsform. Die Einzelzel-

---

* Die Mitarbeit von Frau med. tech. Ass. W. Todt sei an dieser Stelle dankbar hervorgehoben.

len sind vorwiegend rund, polygonal, dreieckig oder plump-länglich mit einem zentral oder polständig gelegenen Kern. Dieser imitiert in gewisser Weise die Zellform. Das Chromatin ist diffus staubförmig verteilt oder in kleinen Häufchen angeordnet.

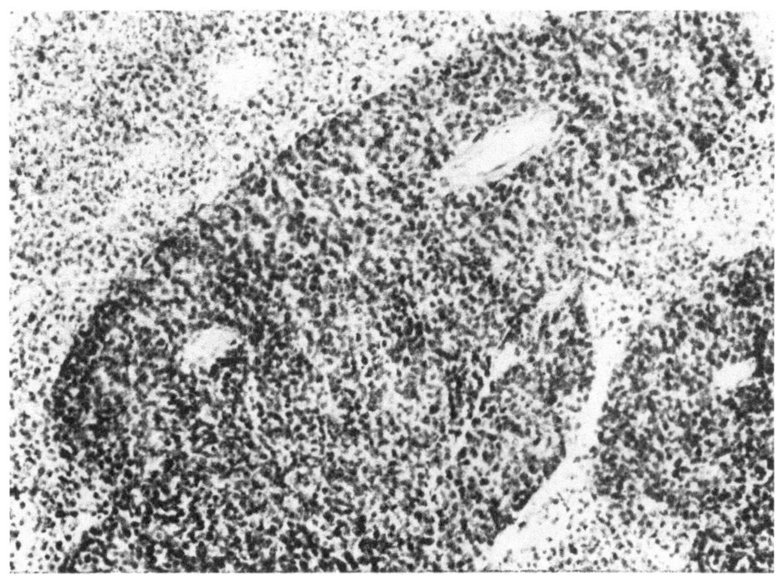

Abb. 9. Großzelliges Medulloblastom. Der Tumor ist von ausgedehnten Nekrosen durchsetzt. Dabei entstehen breite perivasculäre, peritheliomähnliche Geschwulstzellformationen. Van Gieson, 40 : 1 (Fall 1)

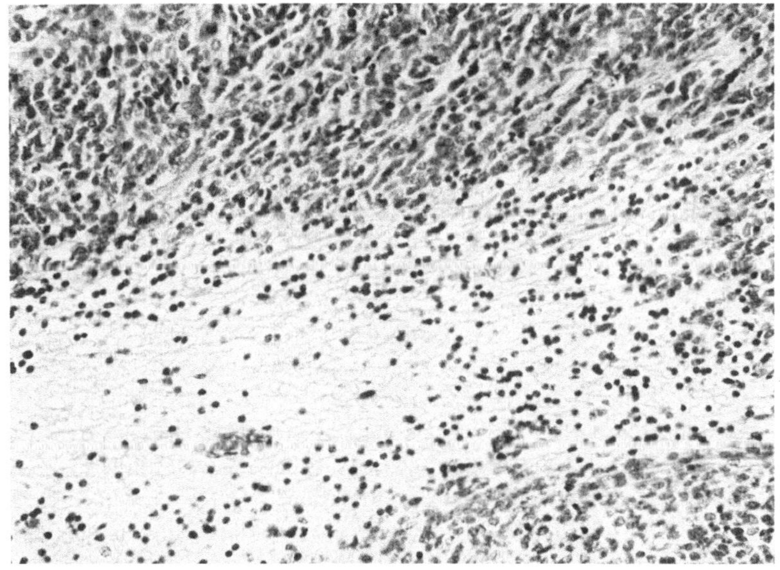

Abb. 10. Großzelliges Medulloblastom. Die Geschwulstzellen infiltrieren das Kleinhirn auf breiter Front. Man erkennt die Zerstörung der durchsetzten Körnerschicht und die ödematöse Auflockerung des Marklagers. H.-E., 64 : 1 (Fall 6)

Einzelne Kerne sind stark hyperchromatisch, ohne sichtbare Struktur. Die Kernmembran ist dünn, gelegentlich scharf dargestellt. In der Regel sind 1 bis 3 Nucleoli vorhanden. Einzelne Kerne weisen eosinophile Einschlüsse auf. Die Kerngröße ist variabel, in der Regel sind die Kerne zwei- bis viermal so groß wie ein Erythrocyt. Mehrkernige Zellen finden sich vor allem innerhalb der infiltrierten Kleinhirnareale. Einzelne Zellen zeigen Fettspeicherung. Im Vergleich zu den fettbeladenen Zellen der kleinzelligen Tumoren erscheinen diese kleiner, die Fettverteilung feintropfiger. Bei Phosphor-Wolframsäure-Hämatoxylin-Färbung färbt sich der gelegentlich vorhandene längliche Zellfortsatz in einem Orangeton an. Die Geschwülste dieser Gruppe sind durch massenhaft Mitosen und regressive Zellveränderungen charakterisiert. An einigen Stellen der infiltrierten Gebiete erkennt man ganglioid aussehende Zellen mit großem, blasigem Kern und zentralem, stark hervortretendem Nucleolus. In zwei Fäl-

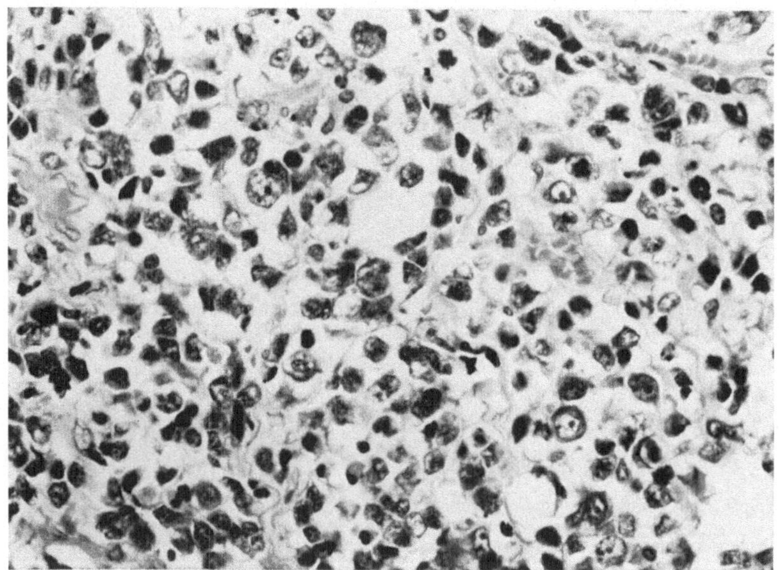

Abb. 11. Großzelliges Medulloblastom. Telaansatzstelle. Die sonst rundlichen Geschwulstzellen weisen hier eine ausgesprochene Polymorphie auf, etwa nach Art eines großzelligen Reticulosarkoms. H.-E., 100 : 1 (Fall 6)

len (4 u. 11) finden sich an umschriebenen Stellen kleine Bündel von quergestreiften Muskelfasern sowie stark eosinophile rund-ovale Zellen, die als Myoblasten angesehen werden könnten. Das Geschwulstgewebe ist von ausgedehnten Nekrosen durchsetzt. Dadurch entstehen perivasculäre Zellmäntel nach Art des Perithelioms. Das Gefäßnetz ist mittelgradig ausgeprägt und besteht im wesentlichen aus kleinen und mittelkalibrigen Gefäßen. Endothelproliferationen fehlen bis auf einen einzigen Fall, bei dem im infiltrierten Kleinhirngewebe Capillarproliferationen und Riesenzellen angetroffen werden (Fall 1). Die Zelldichte dieser großzelligen Geschwülste ist nicht so groß wie die der kleinzelligen Tumoren. Während an einigen Stellen Bilder auftreten, die auf eine mögliche adventitielle Herkunft der Tumorzellen hinweisen, ist an anderen Stellen eine Infiltration der Venenwände deutlich erkennbar. Das

Retikulinfasernetz ist spärlich ausgebildet und fast ausschließlich auf den perivaskulären Raum beschränkt. Nur an einigen Stellen erscheinen die Geschwulstzellen auf größere Strecken in ein feines Retikulinfasernetz eingebettet. Vereinzelt zeigen die Zellen eine Tendenz zur Anordnung in Gruppen, hier treten dann auch pseudorosettenähnliche Strukturen auf. An anderer Stelle wiederum ist eine mehr alveoläre Anordnung vorherrschend. Sie ist durch das Hervortreten präexistierender, jetzt hyperplastischer Capillaren bedingt. Auch cytologisch haben diese Areale große Ähnlichkeit mit den Tumoren der zweiten Gruppe. Gelegentlich sind Zonen vorhanden, die wie ein Reticulosarkom aussehen und Ähnlichkeiten mit den Fällen von diffuser Leptomeningealsarkomatose und anderen sarkomatösen Geschwülsten des Zentralnervensystems aufweisen. Merkwürdigerweise fällt dieses Reticulosarkomareal mit der Telaansatzstelle des Plexus chorioideus des IV. Ventrikels zusammen.

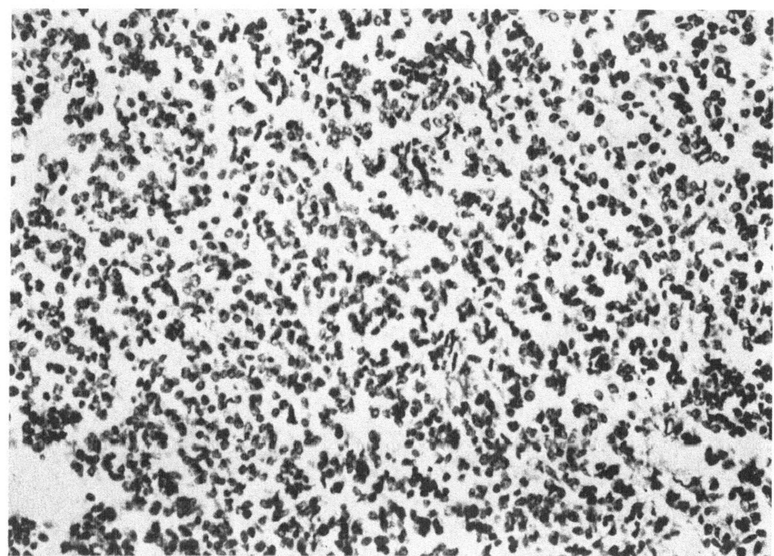

Abb. 12. Medulloblastom der Pinealisgegend. Stellenweise bietet die Geschwulst das „typische" Bild eines klein-rundzelligen Medulloblastoms ohne Retikulinfaserbildung! Gomori, 64 : 1 (Fall 10)

Soweit zu beurteilen, wachsen die Tumoren der Gruppe 1 vorwiegend komprimierend. Die Durchsetzung des angrenzenden Hirngewebes findet nur auf kurzen Strecken und dann auf breiter Front statt. Eine perivasculäre Infiltration oder eine solche entlang den Nervenbahnen, die bei den kleinzelligen Tumoren die Regel ist, kommt hier nur selten und dann in geringem Ausmaße vor. In den infiltrierten Kleinhirnarealen liegen die neoplastischen Zellelemente etwas dissoziiert, so daß zwischen ihnen eine Grundsubstanz (präexistierendes Nervengewebe) erkennbar ist.

Bei der leptomeningealen Infiltration sieht man stellenweise eine stärkere Fibrose mit epitheloider Lagerung der Tumorzellen. Selten kann die Infiltration des Nervengewebes auch aus mehreren fingerförmigen Fortsätzen bestehen mit dazwischen erhalten gebliebenen Zungen normalen Gewebes. Nur ausnahmsweise ist das Gewebe

nicht diffus, sondern von kleinen Ansammlungen von Geschwulstzellen, die in einer
gewissen Entfernung voneinander liegen, infiltriert. Eine Sonderstellung in dieser
Gruppe nimmt ein Fall (F. 9) mit angioreticulomatösen Anteilen ein.

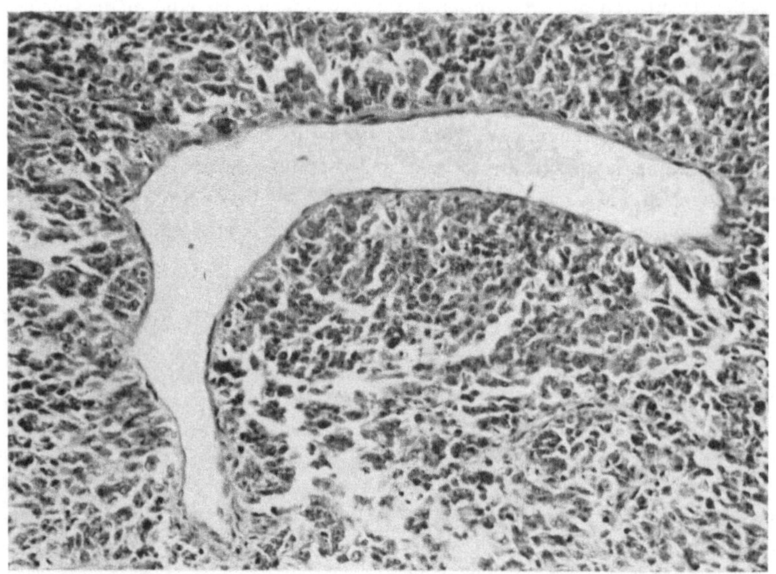

Abb. 13. Gleicher Fall wie Abb. 12. An anderen Stellen ist der Tumor aus großen polymorphen
Elementen aufgebaut mit Bildern, die auf eine adventitielle Herkunft der Geschwulstzellen
hindeuten. Van Gieson, 40 : 1

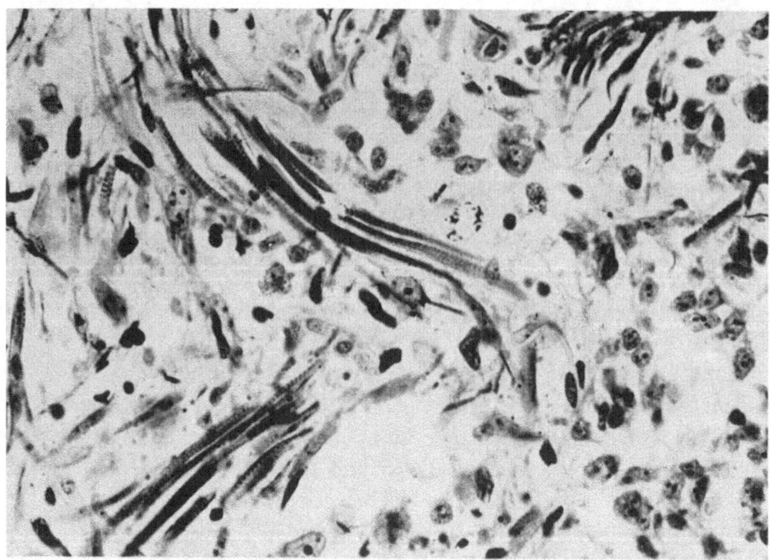

Abb. 14. Wie Abb. 13. Neben den quergestreiften Muskelfasern vereinzelt „ganglioide" Zellen.
Heidenhain, 100 : 1 (Fall 4)

2. Die kleinzelligen Geschwülste
(Erkrankungsalter 15—17 Jahre)

Der Prototyp dieser zweiten Untergruppe besteht aus einem zellreichen Gewebe mit dicht nebeneinander gepackten Zellen, die oft in einer rhythmischen oder mosaikförmigen Anordnung liegen. Die Zellen sind vorwiegend kurzspindelig oder oval mit kaum wahrnehmbarem Cytoplasma. Nur gelegentlich sind bei den länglichen Elementen feine mono- oder bipolare Fortsätze oder bei den runden Zellen schmale perinucleäre Cytoplasmasäume erkennbar. Die rund-ovalen Kerne besitzen ein feines Chromatinnetz und eine deutliche Membran. Sie sind $1^{1}/_{2}$- bis 2mal größer als ein Erythrocyt. Gelegentlich erkennt man ein oder zwei Nucleolen. Zwischen diesen Kernen verstreut findet sich eine mäßige Anzahl von kleinen, runden, hyperchromatischen Kernen ohne sichtbare innere Struktur. Dabei handelt es sich vorwiegend um pyknotische oder mitotische Kerne, wobei nicht ausgeschlossen werden kann, daß es sich bei einigen von ihnen auch um Lymphocyten handelt.

Die Morphologie der Geschwulstzellen und -kerne ist sehr unterschiedlich, je nachdem, ob sich die Geschwulstelemente in reinen Tumoranteilen oder in infiltriertem Kleinhirngewebe befinden. So erkennt man im gleichen Tumor ausgesprochen spin-

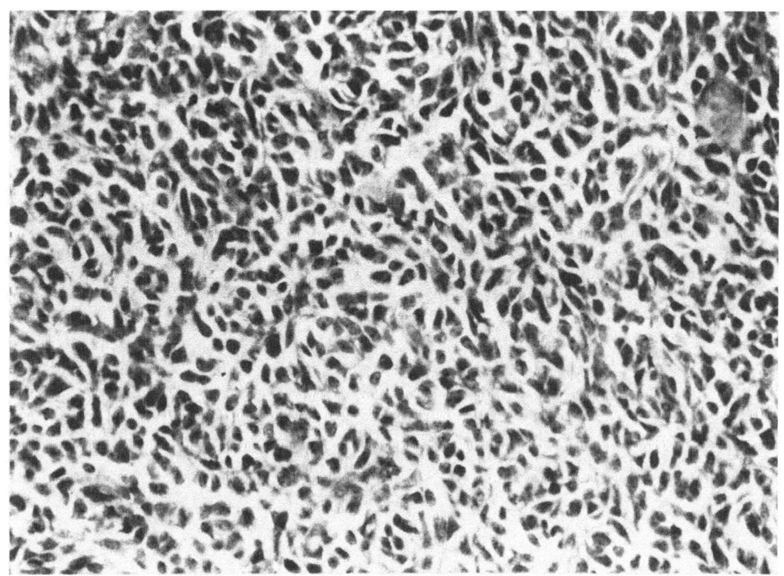

Abb. 15. Kleinzelliges Medulloblastom. Mosaikartige Anordnung der Geschwulstzellen, die von den Endothelzellen der tumoreigenen Gefäße nicht zu unterscheiden sind. H.-E., 100 : 1
(Fall 14)

delige Formen nach Art eines kleinzelligen Fibrosarkoms neben Gebieten mit fast ausschließlich abgerundeten Zell- bzw. Kernformen. Gelegentlich stößt man auf Areale, die Ähnlichkeiten mit den Tumoren der 1. Gruppe haben. Metallimprägnationen für Neurofibrillen nach Bodian und Palmgreen fallen immer negativ aus.

Während in einigen Geschwülsten oder Geschwulstanteilen charakteristische Übersichtsstrukturen nicht erkennbar sind, sind andere Geschwülste oder andere Anteile

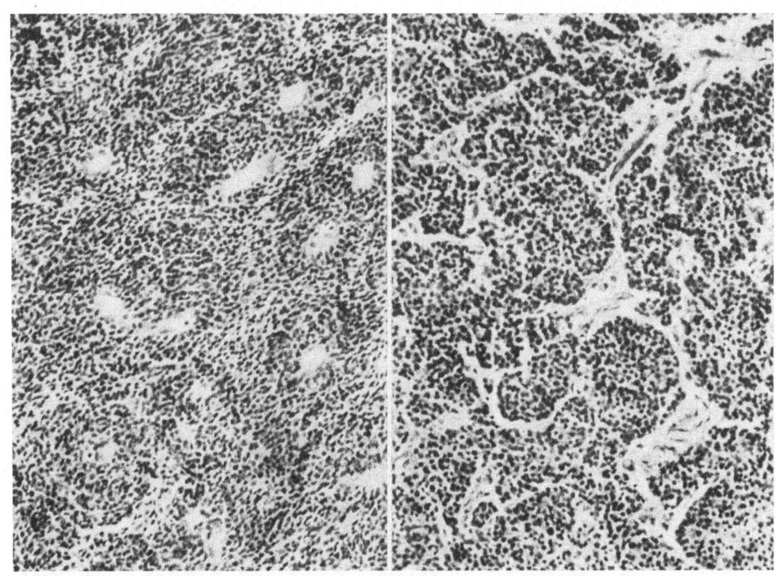

Abb. 16 a   Abb. 16 b

Abb. 16 a. Kleinzelliges Medulloblastom. Man erkennt gefäßreiche Areale nach Art von Peritheliomen. Nissl, 40 : 1

Abb. 16 b. Kleinzelliges Medulloblastom. Infolge regressiver Veränderungen strang- und mosaikförmige Anordnung der Tumorzellen. H.-E., 40 : 1 (Fall 16; Fall 43)

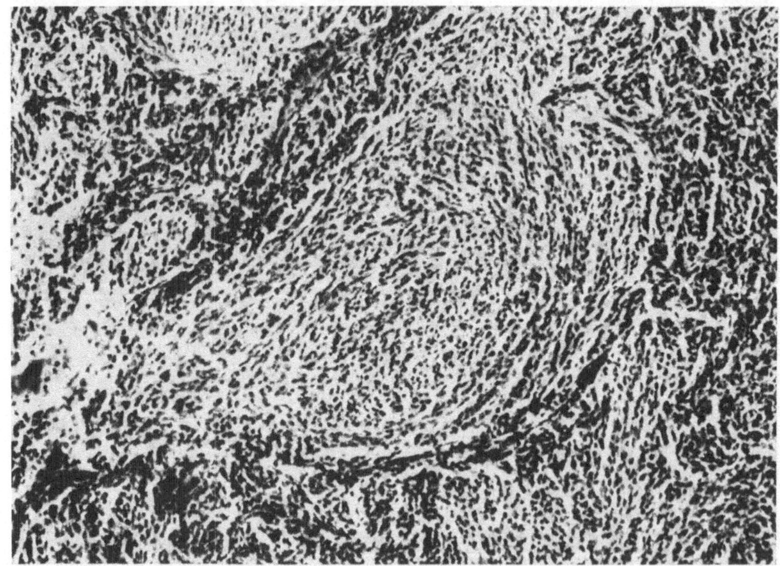

Abb. 17. Kleinzelliges Medulloblastom (sog. umschr. Arachnoidealsarkom). Zentripetal-wirbelförmige Orientierung der Geschwulstzellen innerhalb der Alveolen. Vergl. alveoläres Knochensarkom HERZOGs. Nissl, 40 : 1 (Fall 20)

durch das Vorkommen von Zellzügen und Zellalveolen charakterisiert. Bei den Alveolen handelt es sich um durch zarte Capillaren, Retikulinfasern oder nur durch ein-

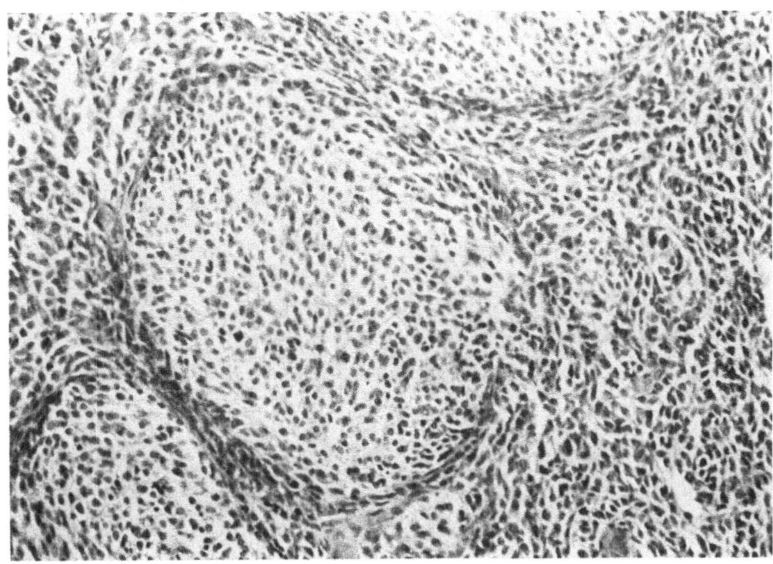

Abb. 18. Kleinzelliges Medulloblastom. Besonders deutliche alveoläre Übersichtsstruktur. H.-E., 64 : 1 (Fall 14)

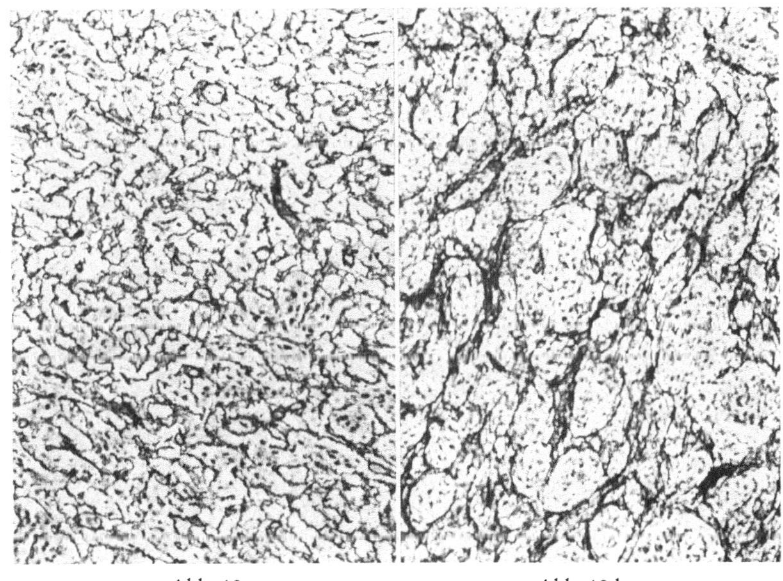

Abb. 19 a   Abb. 19 b

Abb. 19 a. Kleinzelliges Medulloblastom. Das Retikulinfasernetz ist in manchen Fällen außergewöhnlich dicht. Die auf die Zellzüge beschränkten Fasern sind zart und von unregelmäßigem Verlauf. Gomori, 40 : 1

Abb. 19 b. Kleinzelliges Medulloblastom. Silberimprägnationen der Retikulinfasern lassen die alveoläre Übersichtsstruktur dieser Geschwülste deutlich hervortreten. Die Alveolen sind stets retikulinfrei. Gomori, 40 : 1 (Fall 19; Fall 13)

fache Verdichtungen parallel liegender Zellen abgegrenzte und umschriebene Bezirke
unterschiedlicher Größe von unregelmäßiger, vorwiegend runder oder ovaler Form,

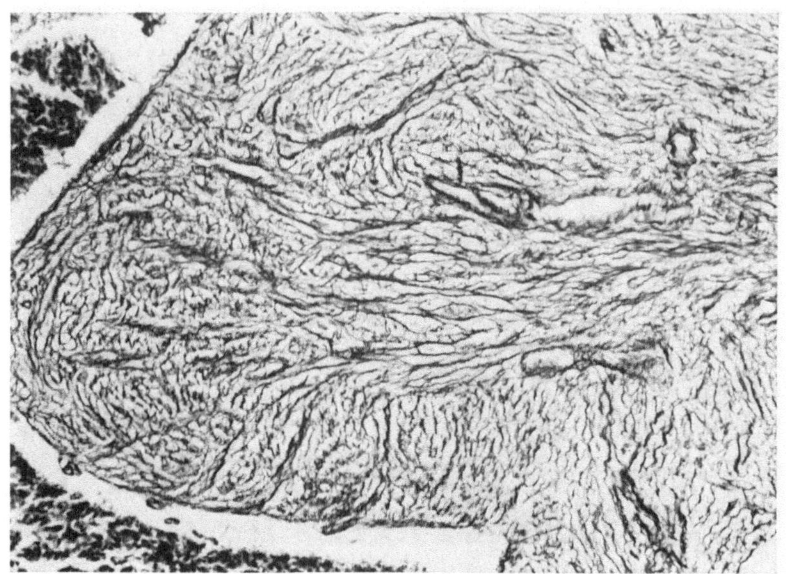

Abb. 20. Kleinzelliges Medulloblastom. Bei leptomeningealem Wachstum des Tumorgewebes
kommt es zu einer starken Fibrose der weichen Häute. Die präexistente Übersichtsstruktur
der leptomeningealen Maschen mit den sie quer durchziehenden Gefäßen bleibt erkennbar
(vgl. Abb. 19). Gomori, 40 : 1 (Fall 23)

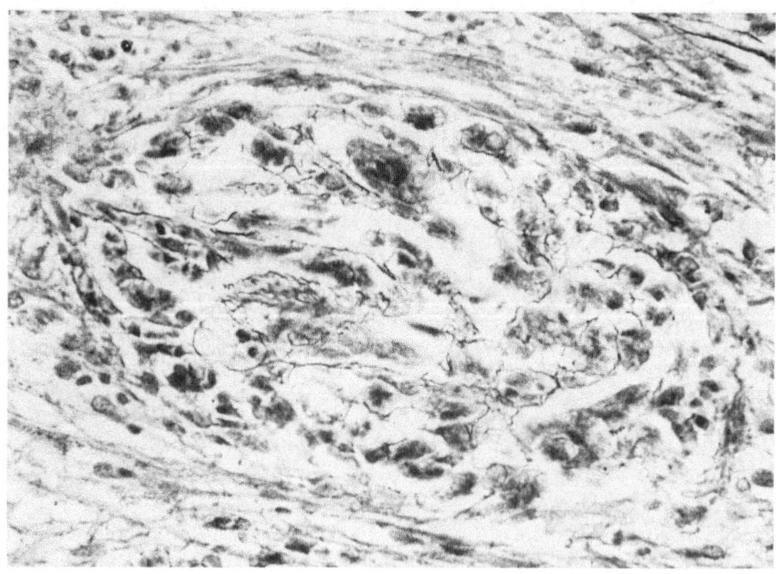

Abb. 21. Kleinzelliges Medulloblastom. Die kleinen intracerebellären Knoten lassen eine beginnende Retikulinfaserbildung erkennen. Zellgruppen und einzelne Zellen sind von zarten
Silberfasern umsponnen. Gomori, 100 : 1 (Fall 23)

die oft ineinander übergehen. Cytologisch betrachtet sind die Elemente innerhalb der
Alveolen und der die Alveolen miteinander verbindenden Zügen gleich. Sie sind

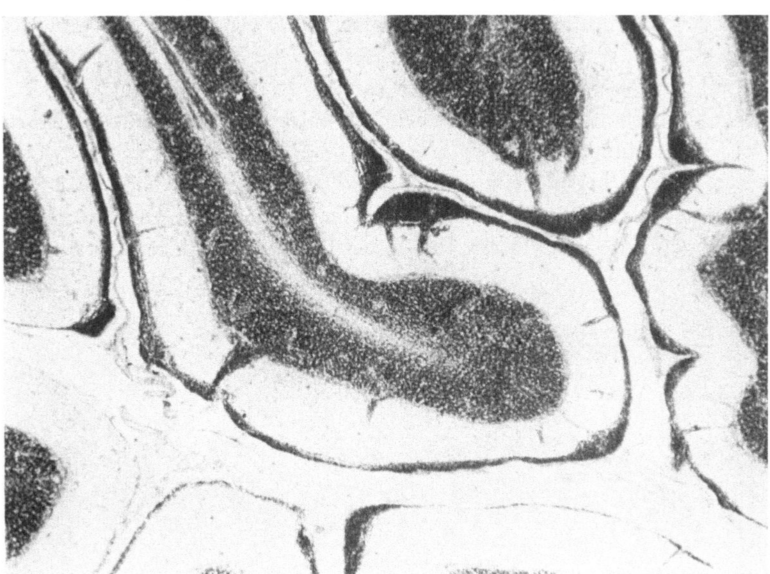

Abb. 22. Kleinzelliges Medulloblastom. Der neoplastische subpiale Zellsaum kann sich über
mehrere Windungskuppen und -täler erstrecken und dadurch eine persistierende embryonale
Körnerschicht vortäuschen (vgl. Abb. 25). Die verschiedenen Stadien der neoplastischen Infiltration des Kleinhirns sind hier deutlich zu erkennen. Nissl, 10 : 1 (Fall 23)

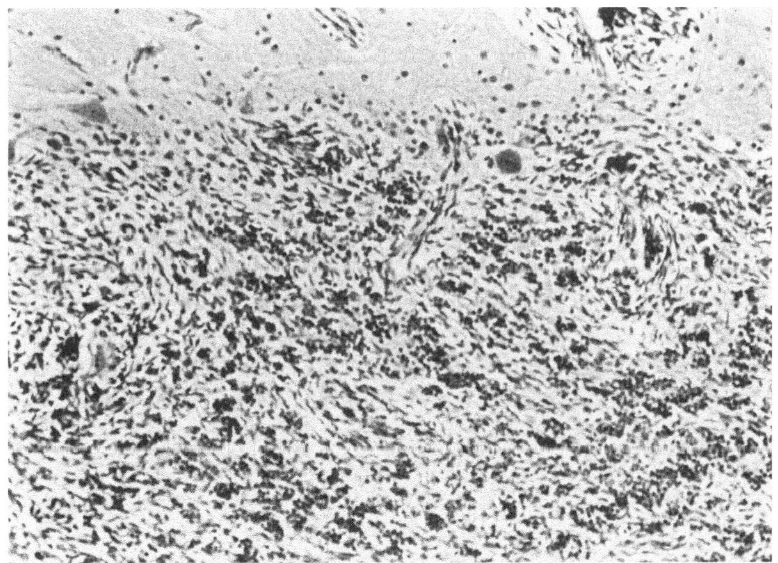

Abb. 23. Kleinzelliges Medulloblastom. Bei zunehmender Durchsetzung der Purkinje- und
Körnerzellschicht werden die ortsständigen Nervenzellen z. T. zerstört, z. T. auseinander ge-
drängt und dem Geschwulstgewebe einverleibt. Van Gieson, 40 : 1 (Fall 12)

lediglich innerhalb der Alveolen nicht so dicht gelagert, so daß diese Gebiete etwas zellarm, u. U. auch etwas aufgelockert erscheinen. In anderen Fällen zeigen die Zellen der Alveolen eine spiralige oder konzentrische Lagerung, so daß regelrechte Wirbelbildungen entstehen. Schließlich sind bei einigen Alveolen die Zellfortsätze fein und länglich, so daß eine Grundsubstanz entsteht, die färberisch und morphologisch Ähnlichkeiten mit nervösem Gewebe aufweisen kann.

Der Retikulingehalt dieser Geschwülste ist unterschiedlich. Einige Tumoren sind ausgesprochen retikulinarm, andere hingegen besitzen ein mächtiges Retikulinfasernetz, so daß in der Übersicht eine marmorierte Architektur entsteht. In der Regel ist das Zentrum der Alveolen retikulinfrei, während in den Zügen neben zarten Capillaren fast regelmäßig Retikulinfasern vorhanden sind. Gelegentlich ist es schwierig, das

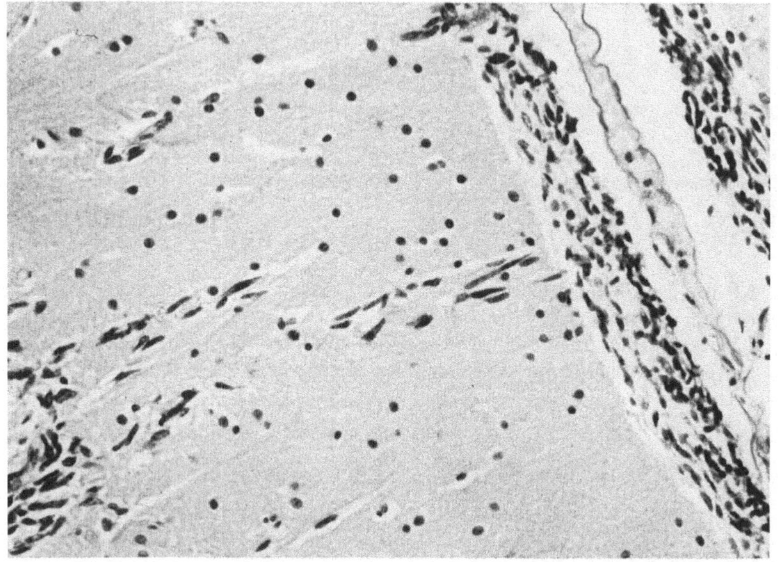

Abb. 24. Kleinzelliges Medulloblastom. Charakteristische subpiale Ausbreitung des Tumors mit Bildung eines schmalen regelmäßigen Saumes oberhalb der Molekularschicht. Beginnende perivasculäre Infiltration der Rinde. Van Gieson, 64 : 1 (Fall 12)

tumoreigene, neugebildete Retikulin von dem reaktiven Retikulin leptomeningealer oder vasculärer Herkunft zu unterscheiden. Normalerweise ist letzteres ausgeprägter und unregelmäßiger verteilt, es kann sogar zu einer ausgesprochenen Fibrose kommen. In solchen Fällen liegen die Tumorzellen häufig entlang der dicken Kollagenfasern in Reihen und Ketten und bieten ein fast epitheliales Aussehen.

Während einige Geschwülste ausgesprochen gefäßarm sind, sind andere von zahlreichen feinen Capillaren oder auch größeren Gefäßen durchsetzt. Hier hat man den Eindruck einer Gefäßwandneubildung durch die Geschwulstzellen selbst. Vom Geschwulstgewebe einverleibte präexistente Gefäße zeigen in der Regel Endothelproliferationen und fibrotische Vorgänge, die bei diesen offenbar ausgeprägter und häufiger stattfinden als in den geschwulsteigenen Capillaren. In einem Fall (F. 59) scheint eine ausgesprochen angioblastomatöse Komponente vorhanden.

Regelmäßig sind in den soliden Tumoranteilen wie auch in den leptomeningealen Tumorausbreitungen fettbeladene Zellen zu sehen. In einigen Fällen sind mehrkernige Zellen vorhanden, bei anderen werden Mikroverkalkungen beobachtet. Letztere entsprechen regelmäßig einverleibten Nervengewebsanteilen. Sechs Fälle (13, 19, 32, 46, 53, 59) waren von einer größeren Cyste begleitet.

Relativ häufig erkennt man in den Geschwülsten der 2. Gruppe sogenannte Pseudorosetten, rhythmische Zellagerungen, Palisaden- und Kammbildungen. Bei den Pseudorosetten (s. S. 6) handelt es sich um Strukturen unterschiedlicher Größe, die aus mehreren radiär um ein helles Zentrum gelagerte Zellen und Kernen bestehen. Bei den kleinsten von ihnen handelt es sich um nur wenige nebeneinander gerückte Zellen, deren Kerne in der Peripherie und deren feine, spindelige, cytoplasmatische

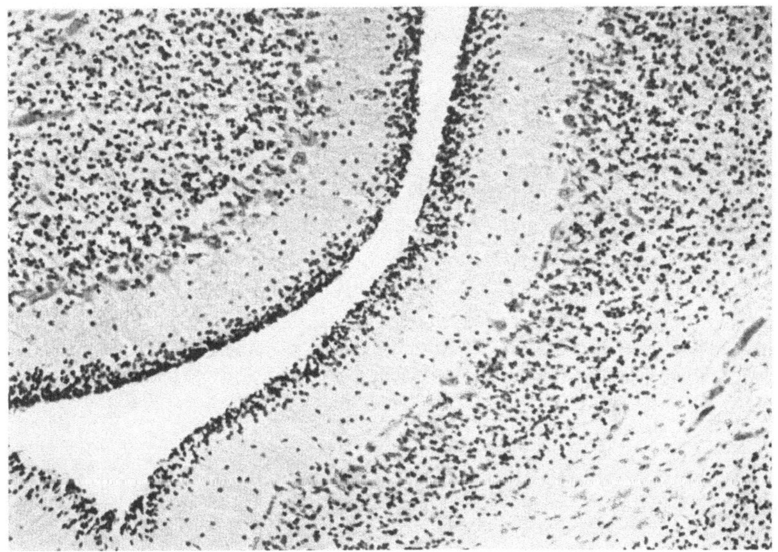

Abb. 25. Embryonale Körnerschicht im Kleinhirn eines Neugeborenen (vgl. Abb. 22 u. 24). Van Gieson, 40 : 1

Fortsätze im Zentrum der Formation liegen. Größere solcher Formationen enthalten im Zentrum einen pyknotischen Kern, einen Erythrocyten oder ein eosinophiles Eiweißkoazervat. Die größten Pseudorosetten bestehen aus einer ganzen Reihe von Zellen, die sich in breitem Band um ein helles, faseriges Gebiet gruppieren. Die Mehrzahl dieser Pseudorosetten, insbesondere die letztbeschriebenen größten Formen, sind ausschließlich im infiltrierten Nervengewebe vorhanden.

In den besonders zelldichten Tumorpartien sind gelegentlich streifen- und bandartige Zell- und Kernanhäufungen zu erkennen. Es handelt sich hierbei um Zellkonvolute mit eng gegeneinander gerückten Kernen und gelegentlichen Andeutungen von Rosettenbildungen. Diese Zellformationen entstehen offenbar durch Schleifen- und Bogenbildungen einer Tumorzellkette und ihr spiralförmiges Wachstum. Für sie ist charakteristisch, daß die Kerne in unterschiedlichen Ebenen liegen. Gelegentlich entstehen Pseudorosetten-ähnliche Strukturen auch aus Teilen einverleibten Nervengewebes, deren Zellkerne an die Peripherie gerückt sind. Infolge einer mechanischen Trennung aus dem umgebenden Tumorparenchym treten diese Bezirke besonders deutlich hervor. Auch die rhythmischen Zellagerungen in Palisaden und Kämmen sind

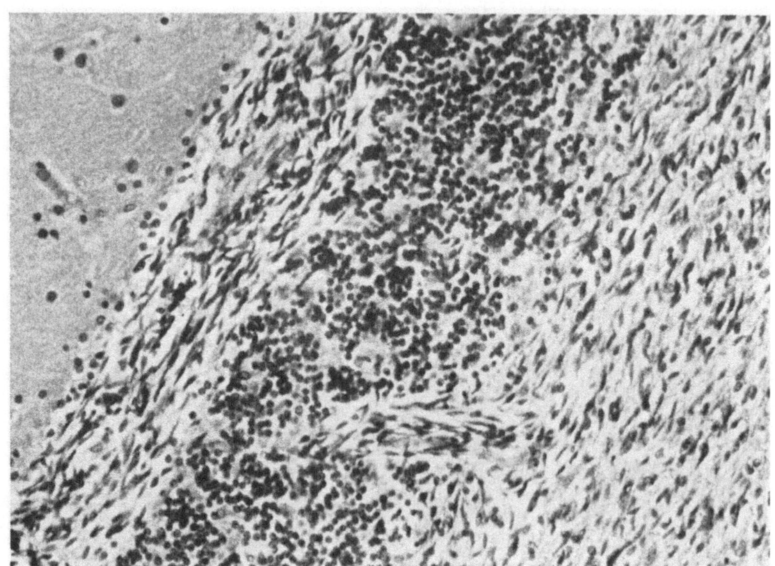

Abb. 26. Kleinzelliges Medulloblastom. Die Geschwulstzellen haben die Lamina dissecans erreicht und breiten sich dort aus. Entlang den Gefäßen erreichen sie das subcorticale Marklager und beginnen mit seiner Infiltration. Dabei legen sie sich den Nervenfasern parallel an. Körner- und Molekularschicht erscheinen an dieser Stelle verschont. Van Gieson, 64 : 1 (Fall 12)

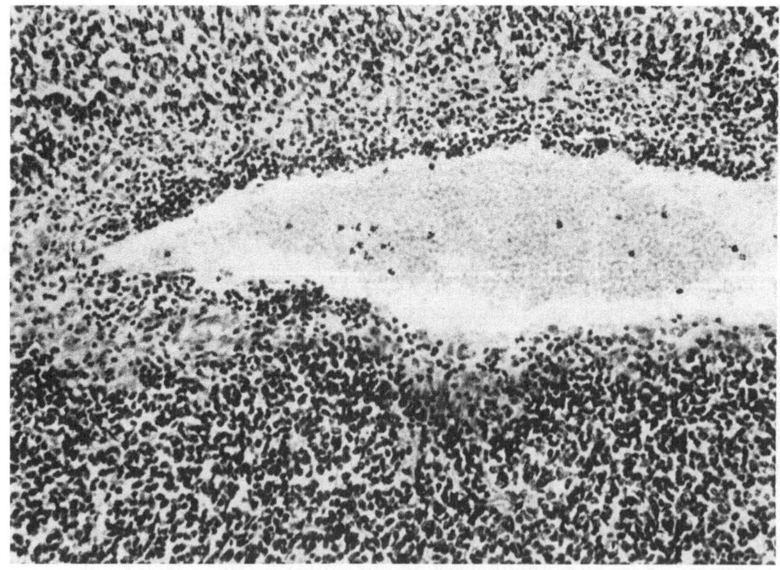

Abb. 27. Kleinzelliges Medulloblastom. Geschwulstinfiltration der Wand einer meningealen Vene. Van Gieson, 40 : 1 (Fall 77)

stets nur in Infiltrationsgebieten feststellbar. Sie entstehen offenbar durch das von präexistenten Strukturen bedingte Wachstum der Geschwulstzellen entlang und quer zu den Nervenfasern.

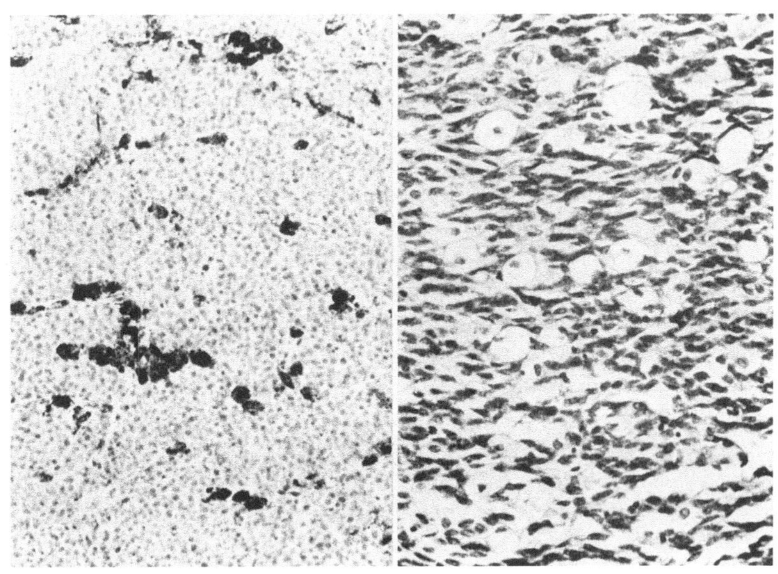

Abb. 28 a   Abb. 28 b

Abb. 28 a. Kleinzelliges Medulloblastom. Zahlreiche im Tumorgewebe unregelmäßig verstreute, mit Fett beladene Geschwulstzellen. Sudan III, 40 : 1

Abb. 28 b. Kleinzelliges Medulloblastom. Massenhaft „Pseudoxanthomzellen" innerhalb des amorphen Geschwulstgewebes. Van Gieson, 64 : 1 (Fall 43; Fall 14)

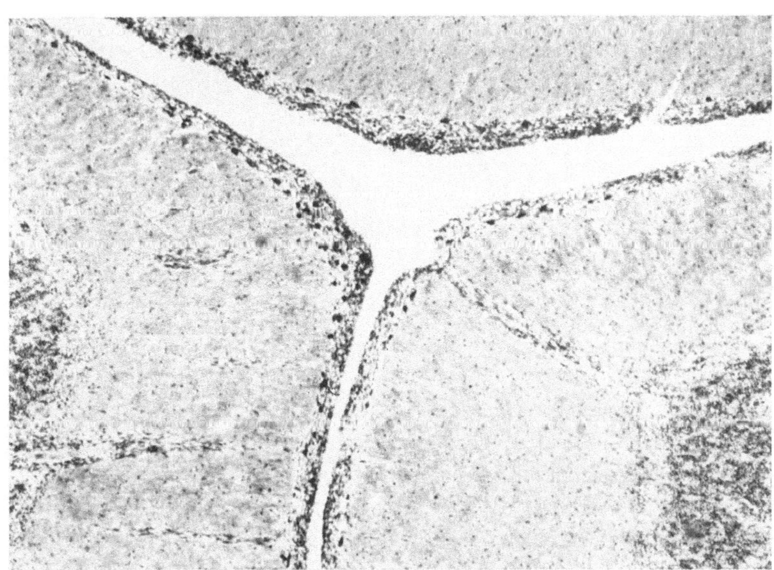

Abb. 29. Kleinzelliges Medulloblastom. Auch in den subpialen Tumoraussaaten sind fettbeladene Zellen erkennbar. Sudan III, 16 : 1 (Fall 12)

Die Ausbreitungsart dieser Geschwulst ist unterschiedlich. Man erkennt umschriebene knotenförmige, offenbar langsam wachsende Tumorbildungen neben Fällen mit
einer diffusen weitreichenden Infiltration des Kleinhirns. Bei dieser letzteren, anscheinend rasch wachsenden Geschwulstform ist die Infiltration des Nervengewebes so ausgedehnt, daß es oft unmöglich ist, die Tumorzellen von den ortsständigen Elementen
zu unterscheiden. Auch hier findet die Infiltration ausschließlich entlang präexistierender Bahnen statt. Die Tumorzellen vermehren sich sehr schnell, drängen das Nervengewebe auseinander und umwachsen die ortsständigen Nervenzellen.

Häufig erkennt man inmitten neoplastischen Gewebes isolierte, zugrunde gehende
Purkinjezellen oder kleine Körnerzellplexus oder noch kleinere Inseln von Nervengewebe mit reaktiv gewucherter Glia. Gelegentlich finden sich Kleinhirnwindungen,
die ihre äußere Form vollkommen behalten haben, aber von Tumorzellen völlig
durchsetzt sind. In diesen Gebieten hat man den Eindruck, die feinfaserige neuroektodermale Grundsubstanz sei tumoreigen.

Die starke infiltrative Fähigkeit der Geschwulstzellen ist besonders deutlich in
jenen Fällen, in denen die Tumorzellen bestimmte Fasersysteme bevorzugt haben. So

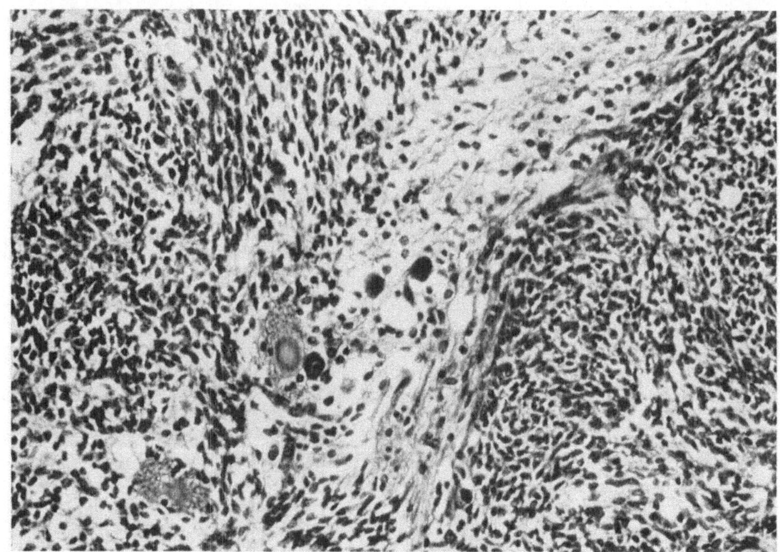

Abb. 30. Kleinzelliges Medulloblastom. Bei der neoplastischen Durchsetzung der Nerven-
zellschichten werden nicht selten kleinere Gruppen von Purkinjezellen dem Tumorgewebe einverleibt. Durch ihre reihenförmige Anordnung sind sie leicht als präexistent zu identifizieren.
Silberimprägnation nach Bodian, 64 : 1 (Fall 16)

sieht man gelegentlich elektive Infiltrationen des Zahnkerns oder der unteren Oliven.

Infolge regressiver Veränderungen entstehen innerhalb des Geschwulstgewebes Bilder, die einem Oligodendrogliom ähnlich sein können.

Nicht selten findet sich bei dieser 2. Untergruppe makroskopisch ein scharf umschriebener Knoten, der extracerebellär liegt und sich operativ leicht in toto entfer-
nen läßt. Aber auch bei diesen, von Retikulinfasern dicht durchsetzten leptomeningealen Geschwulstknoten ist eine Infiltration der angrenzenden neuroektodermalen
Strukturen feststellbar. Sie ist jedoch in der Regel nicht sehr ausgedehnt und auf die

dem Tumorknoten unmittelbar benachbarten Kleinhirnanteile beschränkt. Auch hier infiltrieren die Geschwulstzellen entlang der Gefäße und der Nervenfasern, besonders häufig sieht man eine Straße von Tumorzellen innerhalb der Lamina dissecans. Charakteristisch für diese Fälle ist eine subpiale Ausbreitung der Geschwulstzellen, die sich als schmaler, regelmäßiger Saum über mehrere Windungskuppen und -täler erstreckt und leicht mit einer persistierenden embryonalen Körnerschicht verwechselt werden kann. In drei Fällen war eine diffuse leptomeningeale Aussaat vorhanden.

Anhang: Gewebekulturen

In 27 dieser Fälle wurden Gewebekulturen angelegt (s. KERSTING, 1965). Das Bild der in vitro neugebildeten Zellkolonien ist ausgesprochen einheitlich. Sie bestehen aus kleinen, plumpspindeligen oder mehr dreieckigen Zellen mit rund-ovalen Kernen von mittlerem Chromatinreichtum und deutlichen Kernkörperchen. Das Cytoplasma ist in der Regel nur spärlich ausgebildet und erreicht lediglich beim Wachstum der Zellen unmittelbar auf der Glasunterlage eine etwas größere, segelartige Ausdehnung. Sonst variiert die Zellgröße nur geringfügig. Das Übersichtsbild der Zellkolonie ist homogen, amorph, irgendwelche Organisationsformen sind nicht erkennbar. Bis auf das Auftreten degenerativer Veränderungen ändert sich das Bild der Kultur mit zunehmender Kultivationsdauer nicht. In allen Fällen sind zahlreiche Makrophagen vorhanden.

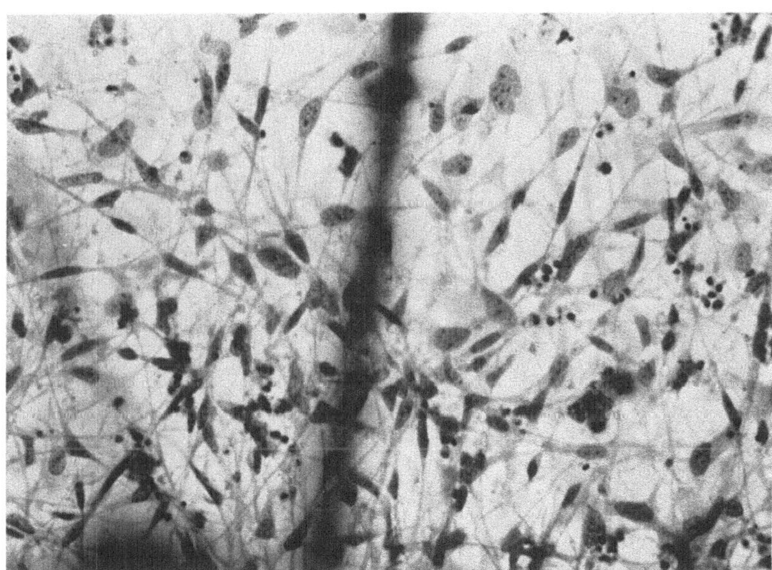

Abb. 31. Während der Proliferation erscheinen die Geschwulstzellen stark spindelig mit bipolaren Fortsätzen. H.-E., 64 : 1 (Fall 14)

Auffallend ist in allen Kulturen das massenhafte Auftreten kleiner, runder, hyperchromatischer Kerne. Dabei handelt es sich um mitexplantierte, aber nicht zur Proliferation gekommene nekrotische Zellen resp. Kerne. Diese nekrotischen Elemente sind besonders zahlreich bei den Kulturen, die aus den Medulloblastomen der Gruppe 1 und 3 stammen. Im allgemeinen haben die Kulturen dieser Gruppen nur eine sehr geringe Proliferationstendenz. Hingegen sind die Kulturen der kleinzelligen Geschwulst-

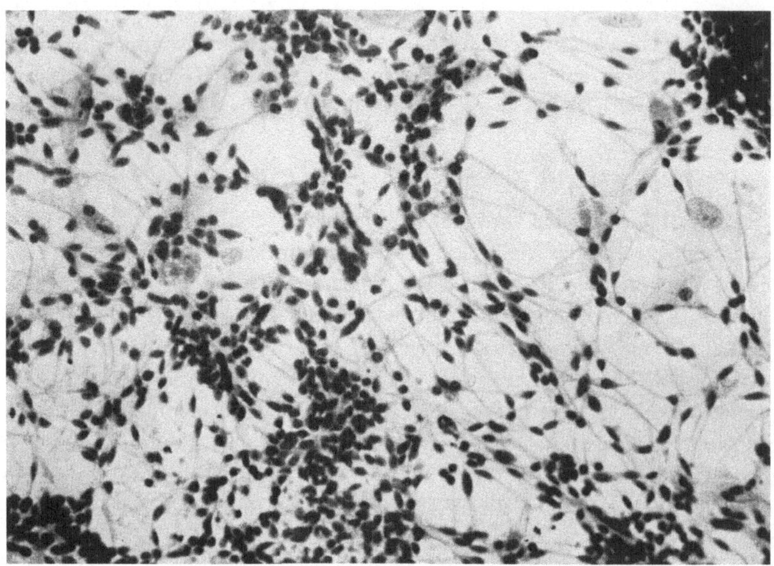

Abb. 32. Nach Abschluß der Proliferation bilden sich kleine plexusartige Ansammlungen von Geschwulstzellen. Die Zellen bleiben klein, mit spindeligen Fortsätzen; eine weitere Differenzierung findet nicht statt. Die eigentlichen Tumorzellen sind von den darunterliegenden, breitflächigen Fibroblasten leicht zu unterscheiden. H.-E., 40 : 1 (Fall 62)

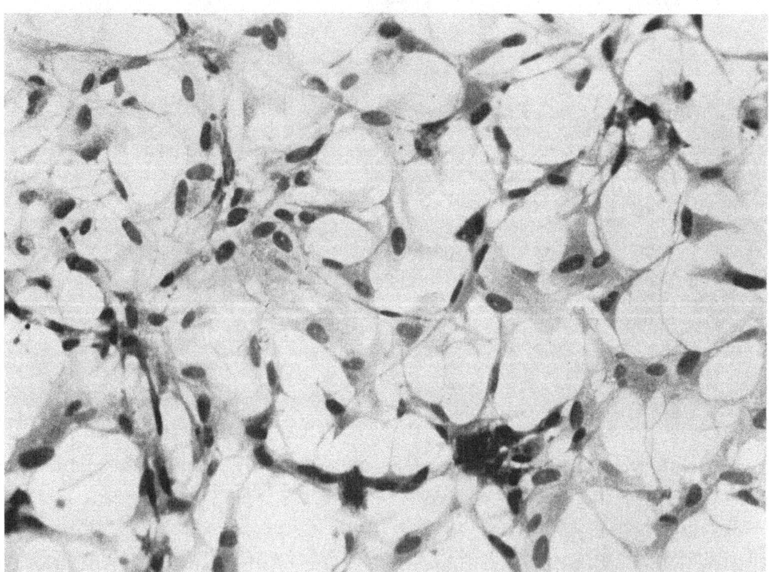

Abb. 33. Nach längerer Kultivationsdauer besteht die Geschwulstzellkolonie aus kleinen Zellen mit rund-ovalen Kernen und segelförmigem Cytoplasma, das durch Metallimprägnation besonders deutlich dargestellt wird. Bodian, 64 : 1 (Fall 14)

gruppe durch ein rasches, florides Wachstum von Tumorzellen gekennzeichnet, so daß sich innerhalb einiger Tage, spätestens nach einer Woche, eine ausgedehnte Wachstumszone gebildet hat. Abgesehen von der unterschiedlichen Proliferationstendenz der einzelnen Gruppen unterscheidet sich das Bild der Kulturen von Gruppe zu Gruppe nicht.

Was die Frage neuronaler oder glialer Differenzierungsformen angeht, so finden sich in diesen Kulturen gelegentlich einzelne oder kleinere Grüppchen deutlich degenerativ veränderter Nervenzellen, die bereits bei Hämatoxylin-Eosin-Färbung erkennbar sind, mit Silberimprägnationen aber besonders deutlich herausgehoben werden können. Da an keiner Stelle irgendwelche Zwischen- oder Übergangsformen angetroffen werden, besteht kein Zweifel daran, daß es sich um überlebende, mitexplantierte neuronale Elemente handelt, die ursprünglich der Kleinhirnrinde angehörten. Dafür spricht auch die Beobachtung einverleibter Nervenzellen im Schnittpräparat,

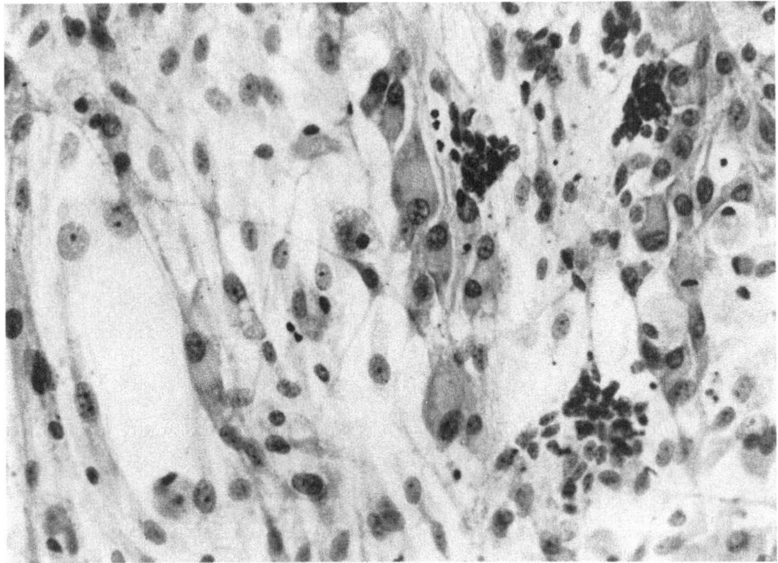

Abb. 34. Gelegentlich erkennt man in der Wachstumszone der neoplastischen Zellkolonie kleine Gruppen großer, bläschenförmiger Zellen mit exzentrischem Kern und langen Fortsätzen. Es handelt sich um präexistente Purkinjezellen (vgl. Abb. 30). H.-E., 64 : 1 (Fall 16)

die sehr oft noch der Lage der geschwulstinfiltrierten Kleinhirnrinde entsprechen und reihenweise angeordnet sind. Für die in den Kulturen ebenfalls vereinzelt auftretenden glialen Elemente gilt ein gleiches. Sie treten stets in der Form der reifen Astroglia auf und niemals in den aus der Kultivation embryonalen Hirngewebes bekannten Übergangsformen (s. KERSTING, 1961).

Zusammenfassend läßt sich feststellen, daß dem Bild der Kultur lediglich zu entnehmen ist, daß es sich bei diesen Tumoren nicht um epitheliale Geschwülste handelt und daß die als Geschwulstzellkolonien angesprochenen Kulturen tatsächlich Tumorzellen und nicht etwa Abkömmlinge des Geschwulststromas sind. Eindeutige Fibroblastenkolonien aus dem Gefäßbindegewebe der Geschwulst sind in den Kulturen ebenfalls vorhanden. Sie sind jedoch durch Zellform und Zellgröße leicht von den übrigen Zellen zu unterscheiden. Weiterhin läßt sich feststellen, daß aus der Kultivation der sogenannten Medulloblastome *ein sicherer Hinweis auf ihren vermuteten neuroektodermalen Ursprung nicht zu entnehmen ist. Zumindest könnte es sich nach dem Bild der Kultur ebenso gut um einen undifferenzierten mesenchymalen Tumor handeln (s. o.).*

3. Die Mischtumoren
(Erkrankungsalter 2—4 Jahre)

Histologisch lassen die zu dieser Gruppe gehörenden Tumoren quantitativ unterschiedliche, aber qualitativ gemeinsame Eigenschaften erkennen. *Sie bestehen aus zwei distinkt unterschiedenen Gewebsanteilen, die sich in „Zügen" und „Feldern" gruppieren.*

Die Zellen der „Züge" sind rund-oval mit länglichen Kernen und oft deutlich darstellbarem Cytoplasma. Die Kerne haben eine dichte Membran, das Chromatin ist fein verteilt, gelegentlich finden sich Kernvacuolen. Diese Zellen entsprechen weitgehend den Tumorzellen der kleinzelligen Untergruppe.

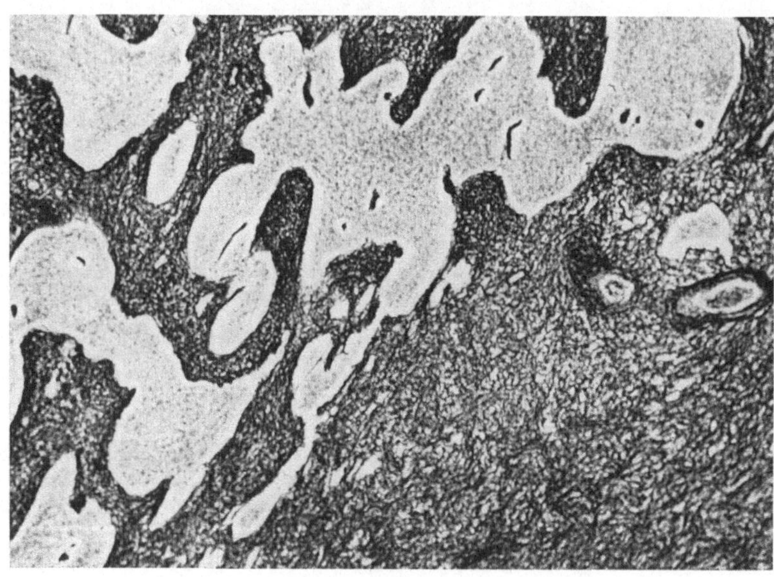

Abb. 35. Vorherrschen der mesenchymalen Komponente mit Bildung eines mächtigen Retikulinfasernetzes. Die noch vorhandenen „Felder" sind retikulinfrei. Gomori, 16 : 1 (Fall 72)

Die Zellen der „Felder" sind erheblich kleinere, runde, wegen ihrer hyperchromatischen Kerne wie Lymphocyten aussehende Elemente. Ihre Kerngröße entspricht etwa der eines Erythrocyten, sie sind höchstens halb so groß wie die Kerne der Züge. Bei diesen Zellen ist eine Darstellung des Cytoplasmas mit den angewendeten Färbemethoden nicht möglich. Die Kerne haben eine scharf konturierte Membran und sind besonders chromatinreich. Diesen ausschließlich im Bereich der „Felder" angetroffenen Zellen sind gelegentlich größere Elemente mit hellen, rund-ovalen, chromatinreichen, oft bläschenförmigen Kernen beigemischt, deren unregelmäßig gestaltetes Cytoplasma vereinzelt dargestellt ist. Einzelne solcher Zellen sind mehrkernig.

Bei der Anwendung verschiedenster Silberimprägnationsmethoden wird lediglich mit der Methode HORTEGAS der schwänzchenförmige Fortsatz einzelner Zellen des ersten Typs innerhalb der Züge dargestellt. Myelin ist mit Hilfe der Markscheidenmethoden in der Geschwulst nicht darstellbar. Die Silberimprägnation nach Gomori zeigt ein deutliches Retikulinfasernetz nur im Bereich der großzelligen Züge. Die Felder sind regelmäßig frei von Retikulinfasern. Ihre Grundsubstanz färbt sich in den van Gieson-Präparaten gelblich-bräunlich, und man erkennt bei verschiedenen Färbungen und Imprägnationen zahlreiche feinste, parallel verlaufende Fäserchen. Dieser Eindruck ist besonders stark in jenen Tumorabschnitten, in denen Bilder nach Art von Hirngewebsprolapsen resp. Hirngewebshernien vorhanden sind. In solchen Tumorabschnitten kommen innerhalb der Felder allem Anschein nach regelrechte Körnerzellschichten zur Darstellung. Die beschriebenen Zelltypen sind überall so deutlich voneinander getrennt, daß ihre Erkennung relativ einfach ist. Die Zahl der Mitosen ist außergewöhnlich gering, lediglich in einem einzigen Fall waren zahlreiche Mitosen mit Zell- und Kernatypien vorhanden. Als solche eindeutig erkennbare Nervenzellen

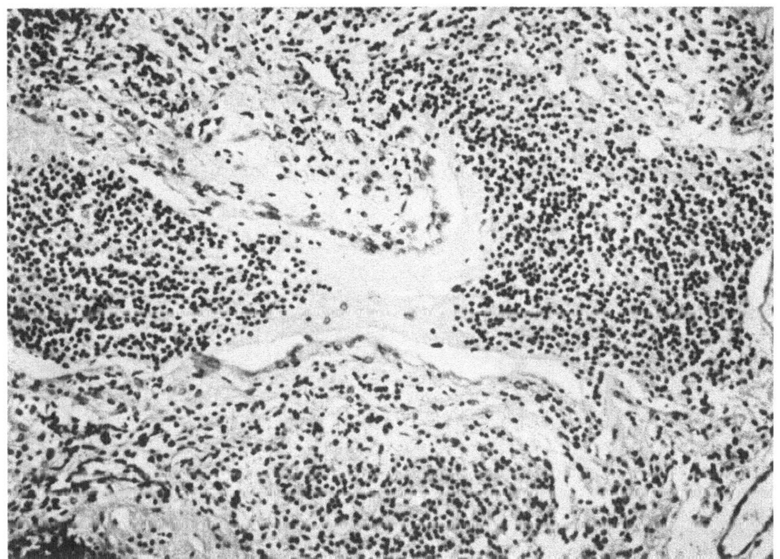

Abb. 36. Ein neuroektodermales „Feld" bei stärkerer Vergrößerung. Feinfaserige Grundsubstanz und körnerzellähnliche Elemente. Deutlicher Unterschied zu den „Alveolen" der kleinzelligen Medulloblastome (s. Abb. 17 u. 18). H.-E., 40 : 1 (Fall 68)

oder sichere Gliazellen waren weder im Bereich der Felder noch innerhalb der Züge feststellbar.

Wichtigstes Merkmal dieser Geschwulstgruppe ist, daß die beiden Gewebsanteile wechselseitig so vorherrschen können, daß in einigen Tumoranteilen fast ausschließlich Züge mit einem mächtigen Retikulinfasernetz, im anderen fast nur Felder vorhanden sind. Dieser Strukturunterschied geht so weit, daß die 9 Fälle unserer Sammlung in einer Art Übergangsreihe zusammengestellt werden können, an deren einem Ende fast ausschließlich Felder mit organoider Übersichtsstruktur, am anderen Ende fast nur Züge mit einer vorwiegend sarkomatös imponierenden Übersichtsstruktur angeordnet sind.

Makroskopisch handelt es sich in allen Fällen um umschriebene, kapselförmig von den weichen Häuten überzogene, höckerige, derbe Geschwülste von Walnuß- bis

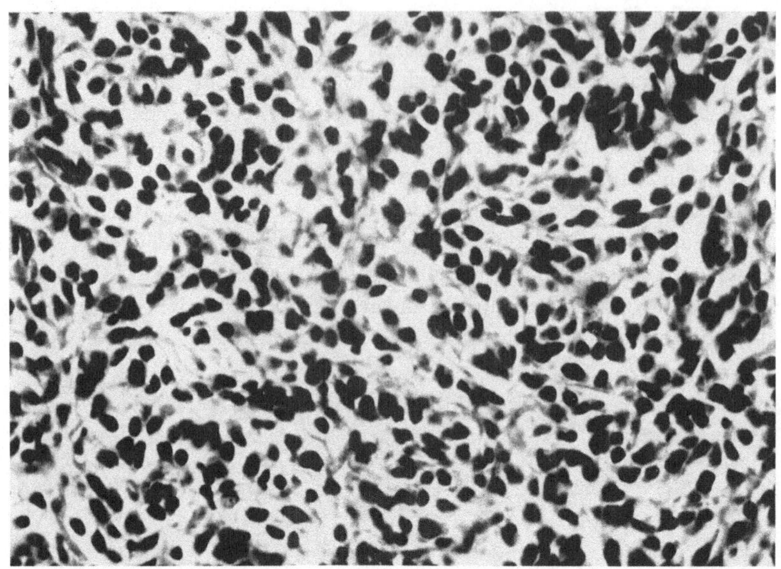

Abb. 37. Die Zellen der Züge sind in ein feinfaseriges Netz von Kollagen eingebettet. Keine Grundsubstanz! Goldner, 100 : 1 (Fall 73)

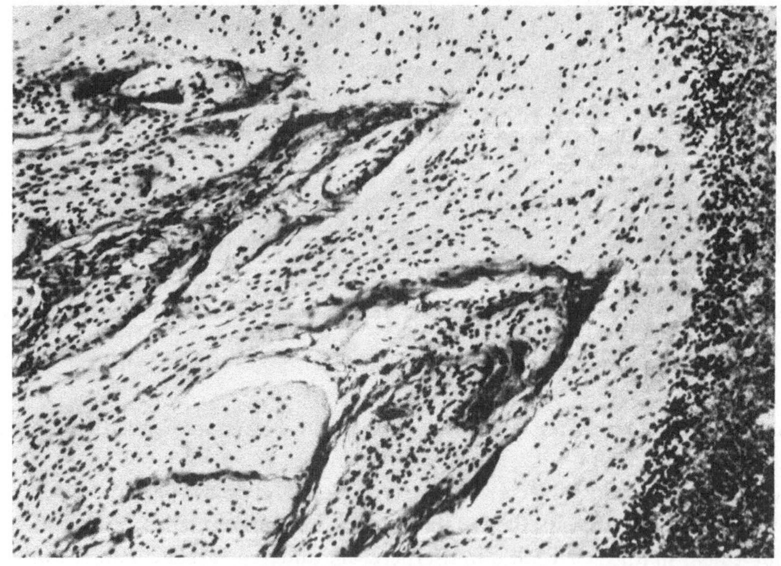

Abb. 38. Einwachsen von Molekularschichtanteilen in das Tumorgewebe (von rechts oben nach links unten). Van Gieson, 25 : 1 (Fall 72)

Mannsfaustgröße. Bis auf zwei Fälle saßen alle Tumoren extracerebellär, und zwar entweder zwischen den Hemisphären, im Brückenwinkel oder im IV. Ventrikel. Zapfenförmige Tumorausstülpungen zwischen den Kleinhirnbäumchen wurden in fast allen Fällen festgestellt. In zwei Fällen war es zur Bildung mehrerer großer Geschwulstknoten gekommen. In einem anderen Fall war im Tumorparenchym eine große Cyste mit gallertartigem Inhalt vorhanden. Eine Verwachsung zwischen Tumor und Kleinhirngewebe wurde nur in zwei Fällen festgestellt. Bei einem Fall wurden bereits makroskopisch Mikrogyrien in der Kleinhirnrinde erkannt.

Die Geschwülste dieser Gruppe machen hinsichtlich ihrer *Einordnung gewisse Schwierigkeiten.* Man könnte sie als frühzeitig entstehende Sarkome betrachten, die infiltrierend und abschnürend unreife Teile der Kleinhirnrinde sich einverleiben und dann über mehr oder weniger lange Zeit unverändert konservieren. Das erscheint jedoch unwahrscheinlich, denn diese Sarkome infiltrieren nicht, und das Kleinhirngewebe ist durch den Tumor nicht vermindert. Es läßt sich im Gegenteil eine deutliche Überschußbildung neuroektodermalen Gewebes nachweisen, die an zahlreichen Stellen zungenförmig in die Geschwulst hineinreicht.

Andererseits könnte es sich um einen allein neurogenen Tumor mit einem ungewöhnlich angeordneten und übermäßig ausgebildeten Stroma handeln. Diese Möglichkeit ist nicht grundsätzlich abzulehnen, aber es fällt schwer, bei einem derartigen Überwiegen des sarkomatösen Anteils eine solche Auffassung für zutreffend zu halten.

Wir sind daher der Meinung, daß es sich bei dieser Geschwulst um eine echte Mischgeschwulst, einen Mißbildungstumor mit zwei blastomatösen Komponenten handelt: einem neuroektodermalen („Felder") und einem mesodermalen („Züge"), die wechselseitig das Übergewicht erlangen können. Wobei zu betonen ist, daß dem sarkomatösen Anteil außer dem Zellreichtum alle biologischen Eigenschaften des Sarkoms fehlen. Unterstützt wird diese Auffassung dadurch, daß in jedem unserer Fälle neben der Geschwulst ausgedehnte Kleinhirnmißbildungen vorliegen, die zumindest auf den frühen Entstehungszeitpunkt, wenn nicht auf die dysgenetische Entstehung der Geschwulst selbst hinweisen.

Besprechung

Das Medulloblastom als embryonales Sarkom des Kleinhirns und seine formale Genese

Die Überprüfung unseres Materials erlaubt eine morphologische Einteilung der untersuchten Geschwülste in drei Gruppen. Diese Einteilung ist jedoch als elastisch zu betrachten, weil zwischen den Gruppen einzelne Übergangsfälle vorhanden sind. Da die umstrittene Herkunft der undifferenzierten Formen der sogenannten Medulloblastome allein durch die Untersuchung von differenzierteren Tumoren gleicher Lokalisation erklärt werden kann, erscheint es angebracht, die Diskussion mit den Fällen der 3. Gruppe *(Mischtumoren)* zu eröffnen. Dies sind die einzigen Fälle, bei denen man von differenzierten Tumoren bzw. von differenzierteren Gewebsanteilen innerhalb der Geschwülste sprechen kann, die *darauf hinweisen, daß bei den sogenannten*

Medulloblastomen prinzipiell zwei Entwicklungsvorgänge möglich sein könnten: ein neuroektodermaler und ein mesodermaler.

Wir haben diese Mischgeschwülste als Kombinationstumoren im Sinne Meyers aufgefaßt mit einer mesenchymalen und einer neuroektodermalen Gewebskomponente. Formalgenetisch betrachtet sind sie den angeborenen Mischtumoren der Niere, der Leber, des weiblichen Genitaltraktes usw. gleichzusetzen. Ihre Mißbildungsnatur bzw. ihr früher Entstehungszeitpunkt ist durch das gleichzeitige Vorhandensein von Kleinhirnmißbildungen (Mikrogyrien, Heterotopien) bestätigt (s. Gullotta, 1966).

Als Kombinationstumoren werden solche Mischgeschwülste bezeichnet, deren Gewebsanteile einem gemeinsamen Blastem entstammen, z. B. Adenosarkom der Niere. Zahlreiche Autoren sind der Auffassung, daß zumindest ein Teil der leptomeningealen bzw. pialen Zellen aus neuroektodermalem Bildungsmaterial der Neuralleiste entsteht (Harvey u. Burr; Hörstadius; Sensenig; Bautzmann; Millen u. Woollam u. a.). Da im Rhombencephalon sehr komplizierte und für das Zentralnervensystem einzigartige Entwicklungsvorgänge des embryonalen Mesenchyms und des Kleinhirns stattfinden, ist eine Beimischung von embryonalen leptomeningealen Zellen mit embryonalen neuroektodermalen Elementen — der Matrix accessoria des Kleinhirns — leicht vorstellbar. Dies erklärt auch die offenbar ausschließliche Lokalisation dieser Mischtumoren in der hinteren Schädelgrube.

Die morphologische Identität der Zellen der „Züge" des Mischtumors mit den Geschwulstelementen des sogenannten umschriebenen Arachnoidealsarkoms resp. des Medulloblastoms des Jugendlichen oder jugendlichen Erwachsenen, beinhaltet eine gegenseitige Bestätigung, daß es sich bei diesen Zellen um mesenchymale leptomeningeale Elemente handeln muß.

Die in der Gruppe 2 zusammengefaßten kleinzelligen Medulloblastome stellen den größten Teil unseres Materials. Während in vielen Fällen, und zwar vorwiegend in den bei Kindern beobachteten Tumoren das Geschwulstgewebe keine erkennbare Übersichtsstruktur zeigt, tritt in den bei Erwachsenen beobachteten Fällen die charakteristische alveoläre Architektur des sogenannten umschriebenen Arachnoidealsarkoms deutlich hervor. Da bei ihnen cytologisch zwischen den Zellen der Alveolen und der Zellzüge kein Unterschied besteht, ist anzunehmen, daß die Alveolen dieser Geschwülste z. T. Keimzentren, z. T. ausdifferenziertere leptomeningeale Gewebsanteile repräsentieren, die durch zarte, von den Geschwulstzellen selbst gebildete Capillaren abgegrenzt sind. Wir stützen uns dabei auf die vergleichenden Untersuchungen von G. Herzog bei alveolären Sarkomen der Knochen. In der Übersichtsbetrachtung besteht auch eine gewisse Ähnlichkeit mit dem Lymphoma giganto-follicularis (Brill-Symmers). Wie bei jener Affektion hat man auch hier gelegentlich den Eindruck, daß die Alveolen sich vergrößern. In einigen Fällen ist ein wirbelförmiges Wachstum der Tumorzellen deutlich zu erkennen.

G. Herzog bezeichnet die Alveolen der Knochensarkome als Wachstumskomplexe. Diese Wachstumskomplexe der einzelnen Geschwulstgewebe sind in Anlage und Aufbau, Umfang und Form verschieden, wie auch die entsprechenden normalen Gewebe hierin verschieden sind. Bei starker Zunahme der Proliferationsfähigkeit verlieren sich in bösartigen mesenchymalen Tumoren die sonst charakteristischen Wachstumskomplexe immer mehr und bei sehr proliferationsfähigen Sarkomen können Wachstumskomplexe überhaupt nicht oder nur andeutungsweise zu erkennen sein. Für die Gestaltung der Wachstumskomplexe spielen die Blutgefäße eine besondere Rolle. Analog dem entsprechenden normalen Keimgewebe entwickeln sich im allgemeinen die Blutgefäße aus dem primären, indifferentzelligen Geschwulstgewebe. Mit ihrer Entwicklung ist die Peripherie der Wachstumskomplexe angedeutet. Um das neugebildete capilläre Endothelrohr herum bleiben die Zellen indifferent und bilden, wie im normalen Gewebe, Mutterlagen für die jeweiligen knöchernen, knorpeligen oder faserigen Differenzierungen, die die Wachstumskomplexe im übrigen ausmachen. Die ältesten, am weitesten fortgeschrittenen Differenzierungen liegen jeweils im Zentrum der Wachstumskomplexe. Die Blutgefäße gehören also genetisch zum Geschwulstgewebe, sind tumoreigen, wie sie auch normalerweise mit dem mesenchymalen Gewebe entstehen und mit ihm eine Einheit bilden. Dadurch, daß die Blutgefäße sich immer in den primären, indifferentzelligen Wucherungen neu bilden und alsbald in Zusammenhang mit den vorher entstandenen treten, bleibt die Blutzirkulation innerhalb der Geschwulst garantiert. BOEMKE hat die Befunde HERZOGs 1944 an Sarkomen verschiedener Organe bestätigt.

Da die Interpretationen HERZOGs sich auf morphologische Befunde stützen, die mit den feingeweblichen Besonderheiten unserer kleinzelligen Medulloblastome weitgehend übereinstimmen, erscheint der Versuch einer Übertragung seiner Gedankengänge auf unsere Verhältnisse nicht ganz unberechtigt.

Bei den rasch und diffus wachsenden undifferenzierten Geschwülsten, den sogenannten typischen Medulloblastomen, findet man kaum bzw. nur angedeutet alveoläre Strukturen. Die Capillaren sind spärlich bzw. kaum vorhanden. Nach ZÜLCH ist die Gefäßversorgung dieser Geschwülste im Verhältnis zu der ungeheuren Zellzahl und Wachstumsschnelligkeit merkwürdig gering. Dagegen tritt bei den differenzierteren Formen, den sogenannten „umschriebenen Arachnoidealsarkomen" (FOERSTER u. GAGEL) bzw. „desmoplastischen Medulloblastomen" (RUBINSTEIN u. NORTHFIELD) die alveoläre Übersichtsstruktur sehr deutlich hervor mit Retikulinfaser- und Capillarbildung. Da zwischen den differenzierten und den undifferenzierten, kleinzelligen Medulloblastomen cytologische Unterschiede nicht bestehen (s. a. RUBINSTEIN u. NORTHFIELD), sind wir der Auffassung, daß es sich hier um den gleichen Tumor in verschiedenen Differenzierungsstadien handelt. Eine morphologisch deutlicher faßbare Differenzierung innerhalb der älteren Alveolen, wie beispielsweise die Bildung von Knorpel und/oder Knochensubstanz bei den alveolären Knochensarkomen HERZOGs, ist hier nicht vorhanden, weil die Geschwulstzellen ursprünglich embryonale leptomeningeale Zellen sind und ihre Differenzierungspotenz sich auf die Bildung von Retikulin und Capillaren beschränken muß. Im übrigen ist auch bei endotheliomatösen Meningeomen das spärliche Retikulin nur auf das vasculäre Stroma beschränkt.

Die von zahlreichen Autoren vertretene Meinung, das Retikulinnetz der kleinzelligen Medulloblastome sei rein reaktiv, können wir nicht teilen. Zweifellos kommt es bei leptomeningealer Ausbreitung der Geschwulst zu einer reaktiven Retikulinfaserbildung innerhalb des Subarachnoidealraumes. Diese Faserbildung ist in der Regel sehr intensiv und von den präexistenten Kollagenfasern der Arachnoidea durchsetzt, so daß stellenweise der Eindruck einer echten Fibrose entsteht. Bei den kleinzelligen Medulloblastomen, insbesondere deren intracerebellären Anteilen, besteht das Retikulinfasernetz indessen aus feinsten Fäserchen von gleichem Kaliber. Ein Ähnliches gilt für die Capillaren. Die Wandungen der tumoreigenen Gefäße sind normalerweise dünn und sehr regelmäßig gebaut. Nur ganz selten sind proliferative Vorgänge, wie Endothelschwellungen und Wucherungen sowie eine Gefäßwandfibrose festzustellen, die andererseits für die präexistenten, dem Tumor einverleibten Capillaren als besonders charakteristisch gelten können. Schließlich sprechen auch die Ergebnisse der Gewebekultur für die mesodermale Natur dieser Geschwulstzellen.

Formalgenetisch irreführende Interpretationen kommen in der Regel dadurch zustande, daß es sich bei den zur histologischen Untersuchung kommenden Geschwulstanteilen normalerweise um infiltriertes Kleinhirngewebe handelt. Da die neoplastische Infiltration des Kleinhirns so diffus sein kann, daß die Geschwulstzellen sich präexistente Strukturen einverleiben und eng mit ihnen vermischen, ist es schwierig, die blastomatösen von den nicht blastomatösen Teilen zu trennen. Dies um so mehr, wenn Zellformen, die an Astro- oder Oligodendroglia sowie an Spongioblasten erinnern oder sogar Elemente von ganglioidem Aussehen erkennbar sind.

Die Annahme, daß die Matrix des sogenannten Medulloblastoms aus embryonalen unreifen Mesenchymzellen besteht, findet in den Fällen der ersten, großzelligen Gruppe eine weitere Unterstützung. In einigen dieser Tumoren sind eindeutige Übergangsformen zu den kleinzelligen Medulloblastomen und zu den kleinzelligen Reticulosarkomen erkennbar. In 2 Fällen wurden quergestreifte Muskelfasern und Myoblasten erkannt, in einem anderen wurden angioreticulomartige Anteile beobachtet.

Wir sind der Auffassung, daß diese 11 großzelligen Medulloblastome die unreifste Form in der Gruppe der Medulloblastome darstellen. Dafür sprechen folgende Daten: Sie kommen vorwiegend bei Säuglingen und Kleinstkindern vor. Ihr histologisches Bild läßt eine gewisse Polymorphie erkennen. Innerhalb des gleichen Tumors finden sich unterschiedlich unreife und reifere Gewebsanteile. Es finden sich ausgedehnte Nekrosen, die auf eine starke Empfindlichkeit der Zellen hinweisen, die jedenfalls durch den negativen Ausfall der Gewebekulturen dokumentiert wird.

Unsere Auffassung von der mesenchymalen Natur des sogenannten Medulloblastoms wird durch eine Reihe weiterer altbekannter Befunde unterstützt:

Die eigenartige Ausbreitungsart des Medulloblastoms mit weitreichender subpialer Infiltration und perivasculärem Eindringen der Geschwulstzellen in die Kleinhirnrinde ist bisher so interpretiert worden, daß das primär intracerebellär gelegene Medulloblastom in die weichen Häute einbricht und dann gleichsam rücklaufend die noch unbeteiligten Kleinhirnpartien infiltriert (s. ZÜLCH u. a.). Die Annahme einer primären Entstehung des Medulloblastoms innerhalb der Leptomeningen macht die Zuhilfenahme derart komplizierter Vorstellungen überflüssig.

Dieser Infiltrationssaum ist oft mißgedeutet worden und hat einige Autoren veranlaßt, in ihm eine persistierende embryonale Körnerschicht zu sehen. Aus diesem Befund wurde der Schluß gezogen, die sog. Medulloblastomen wären aus diesen persistierenden embryonalen Zellen entstanden (SCHEINKER; TOLA; MARBURG; WILLIS; STEVENSON u. ECHLIN; RUBINSTEIN u. NORTHFIELD).

Das Medulloblastom ist unter den „neuroektodermalen" Tumoren des zentralen Nervensystems die einzige Geschwulstart, die erstens ausgedehnt innerhalb des gesamten Liquorraumes metastasiert und von der zweitens in gewisser Häufigkeit auch extraneurale Metastasen bekannt sind (RUBINSTEIN; DRACHMANN u. Mitarb.; BENNINGTON u. JONES; MIYAKE u. Mitarb.; GLASAUER u. YUA; PATTERSON; KEHLER u. BECK; LAUSCHKE u. Mitarb.). Entsprechend häufig haben wir eine Infiltration der Venenwände beobachtet. Auch in diesem Punkt würde die Annahme einer leptomeningealen Herkunft des Medulloblastoms das bisher außergewöhnliche Verhalten als völlig selbstverständlich und regelhaft erscheinen lassen.

Schließlich könnte noch auf das regelmäßige Vorkommen fettbeladener Tumorzellen hingewiesen werden. Ihr Vorkommen auch in den rein leptomeningealen Geschwulstknoten läßt vermuten, daß es sich hierbei nicht um eine Phagocytose, sondern um eine Lipoidspeicherung handelt. Solche Zellen sind auch bei den primären diffusen Sarkomatosen der weichen Häute vorhanden. Der Befund erscheint insofern wichtig, als von verschiedenen Seiten auf die Neigung der leptomeningealen neoplastischen Zellen zur Lipoidspeicherung hingewiesen worden ist: Pseudoxanthomzellen einiger Meningeome und der Kleinhirnhämangioblastome (ROUSSY u. OBERLING; DE VECCHI; MASSON; RUSSELL u. RUBINSTEIN; s. a. HENSCHEN u. ZÜLCH).

Daß neuronale oder gliale Differenzierungsformen im Medulloblastom abgesehen von den eigentlichen Mischtumoren — hier könnten die körnerzellartigen Areale als neuronale Differenzierungen der Matrix accessoria gelten — nicht vorkommen, ist bereits mehrfach betont worden.

Es sei noch auf einige Besonderheiten unserer Fälle hingewiesen, die in der Literatur als große Seltenheiten erwähnt werden.

6 unserer Tumoren waren von einer großen Kleinhirncyste begleitet. Dieser Befund beweist die Neigung des Kleinhirngewebes, unter dem Einfluß eines Tumors (Druckwirkung?) mit einer Cystenbildung zu reagieren. Ähnliche Fälle sind von BAILEY u. CUSHING; MORRISON u. GOLLERKERI; TOLA beobachtet worden.

Kalkniederschläge waren in mehreren unserer Fälle vorhanden, sie entsprachen immer einverleibten und zugrunde gehenden Teilen des Nervengewebes. Stellenweise waren die Kalkperlen reihenweise in der ursprünglichen Lage der Purkinje-Zellschicht angeordnet. Sie scheinen nicht so selten vorzukommen, wie auch neuerdings von RUBINSTEIN u. NORTHFIELD betont worden ist.

In mehreren Geschwülsten fanden sich mehrkernige und Riesenzellen. Dabei handelt es sich vorwiegend um gewucherte Elemente des gefäßbindegewebigen Stromas (s. a. TZONOS u. BRUNNGRABER). Bezüglich der Gefäße ist auch zu erwähnen, daß die häufig in der Tumormitte stark hervortretenden Capillaren mit Endothelschwellungen und Proliferationen sowie Gefäßwandfibrosen sich sehr oft als präexistente einverleibte Gefäße herausstellten. Das war besonders deutlich bei jenen Fällen zu sehen, in denen der Plexus chorioideus in das Geschwulstgewebe einverleibt worden war. Hier trat das gefäßbindegewebige Stroma des Plexus besonders deutlich als reaktiv verändert hervor.

Wenn wir aus den zahlreichen hier vorgetragenen Befunden die Berechtigung ableiten, im Medulloblastom des Kleinhirns keine neuroektodermale Geschwulst, sondern einen embryonalen mesenchymalen Tumor - Mischtumor, Overgrowth-Sarkom, u. U. auch ein primäres Sarkom zu sehen, so bleibt die Frage zu beantworten, wodurch die ausschließliche Lokalisation im Bereich des Kleinhirns zu erklären ist.

In der Embryonalzeit befindet sich eine ausgedehnte Masse undifferenzierten Mesenchyms über der gesamten Hirnbasis, die sogenannte *Meninx primitiva*. Im Laufe der Entwicklung differenziert sich diese in Arachnoidea und Pia mater. Im Kleinhirnbereich entstehen aber außer Arachnoidea und Pia mater aus diesem Mesenchym die Gefäßplatte im Dach des IV. Ventrikels, die zur Bildung des Plexus chorioideus ventriculi IV bestimmt ist und das Foramen Magendie, das die einzige Stelle darstellt, wo schon bei jüngsten Embryonen eine Verbindung zwischen Ventrikel und Subarachnoidealraum besteht. An dieser Stelle kommt es im Verlauf der weiteren Entwicklung zu eigenartigen Vorgängen an ependymalen und mesenchymalen Zellen, wie sie sonst an keiner anderen Stelle des Zentralnervensystems im Laufe der Entwicklung beobachtet werden (WEED, 1917; KARLEFORS, 1924).

An Hand von Perfusionsversuchen konnte WEED bei Schweineembryonen feststellen, daß das Dach des IV. Ventrikels die einzige Stelle ist, an der eine Filtration des intraventrikulären Liquors resp. der perfundierten Flüssigkeit in die Maschen der Meninx primitiva stattfindet. Histologisch konnte er am Ventrikeldach feststellen, daß in zwei umschriebenen Gebieten, von ihm als Area membranacea superior und inferior bezeichnet, die Ventrikelwand

anders gebaut ist als in den übrigen Abschnitten. Bei diesen Areae soll es sich nach WEED um
passagere Formationen handeln, die oberhalb und unterhalb der später entstehenden Taenia
chorioidea liegen. Histologisch sind diese Areale von den angrenzenden Ventrikeldachanteilen
deutlich zu unterscheiden. Sie bestehen aus Zellen, die WEED für differenzierte Ependymzellen hält, die den Zellen des unmittelbar anliegenden embryonalen Mesenchyms der Meninx
primitiva sehr ähnlich sind. Sie haben keinen epithelialen Charakter, sie sind klein, mit spär-
lichem Cytoplasma und feinen Fortsätzen. Diese Areae werden auch bei menschlichen
Embryonen sowie bei Hühner-, Kaninchen-, Katzen- und Schafembryonen erkannt.

Während WEED die Frage, ob die Area membranacea inferior dem späteren Foramen
Magendie entspricht oder nicht, noch offen läßt, identifiziert KARLEFORS sie nach Bestätigung
der Befunde WEEDS über die Verdünnung der Ventrikelwand im Dach des IV. Ventrikels mit
diesem. Nach KARLEFORS entsteht in diesem Bereich das Foramen Magendie im IV. Monat,
vielleicht schon Ende des III. Monats. Die Plexus im Foramen Magendie entstehen aus der in
der Mitte des II. Monats sich entwickelnden Plica chorioidea.

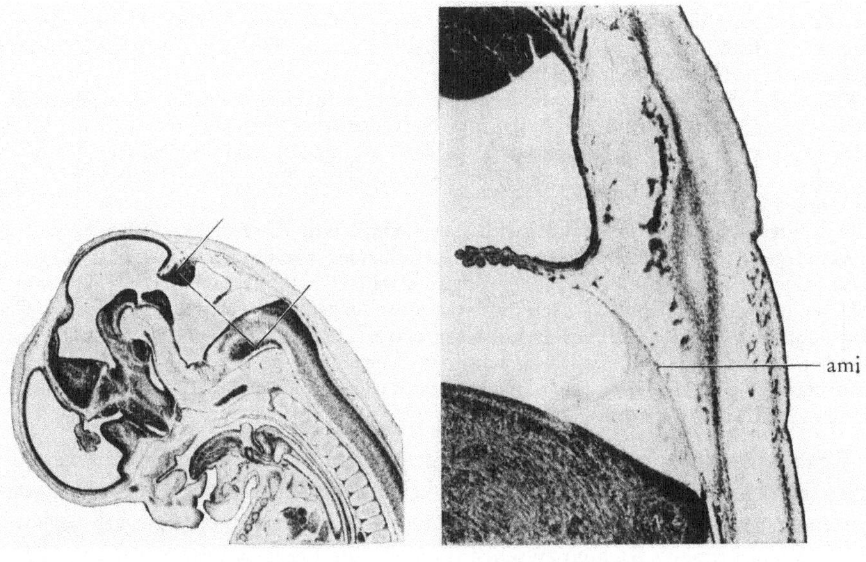

Abb. 39   Abb. 40

Abb. 39. Aus WEED, 1917. Sagittalschnitt durch einen menschlichen Embryo von 26 mm. SSL.
Die Area membranacea superior (oberhalb der Tela chorioidea ventriculi quarti) ist bereits
verschwunden bzw. durch Ependym verschlossen (s. a. Abb. 40)

Abb. 40. Ausschnittsvergrößerung aus Abb. 39. Die Area membranacea inferior (ami) ist
offen bzw. besteht in einer dünnen Zellschicht ohne ependymalen Charakter

Die Befunde WEEDS verdienen deshalb eine besondere Beachtung, weil er feststellen konnte, daß in *Höhe der Areae membranaceae das embryonale Mesenchym der
Meninx primitiva nicht jener Transformation entgegengeht, die an allen übrigen Stellen des Zentralnervensystems stattfindet und die zur Bildung der Pia mater führt.*
Diese fehlende Entwicklung resp. Differenzierung zur Pia mater ist offenbar an die
Funktion der Areae membranaceae gebunden. Da die Area membranacea inferior mit
dem später entstehenden Foramen Magendie identifizierbar ist, müssen in der Gegend
des Foramen Magendie embryonale Mesenchymzellen mit potentieller Entwicklungs-
fähigkeit zur Pia mater als Zellreste verbleiben und damit als Matrix für die sogenannten Medulloblastome in Frage kommen. Diese Hypothese stimmt mit der häu-

figsten Lokalisation dieser Tumoren im Bereich der Cisterna cerebello-medullaris überein.

Da aber im Unterwurm ebenfalls komplizierte Entwicklungsvorgänge innerhalb des neuroektodermalen Anteils stattfinden, ist auch die Entstehung von Mischtumoren an dieser Stelle leicht verständlich. Daß es im Unterwurm zu einem Zusammenstoß bzw. zu einer Untermischung von mesenchymalem und neuroektodermalem Gewebe kommen kann, ist bekannt. OSTERTAG erklärt auf diese Weise die formale Genese der von ihm beschriebenen Mischgewächse des Unterwurmes. Nach ihm ist der Nodulus mit der Telaansatzstelle eine besonders kritische Stelle in der Entwicklung des Kleinhirns, wo es zu mesenchymal-ektodermaler Untermischung kommt. Diese können als mehrfache Fehlbildungen liegenbleiben (mesenchymal-vasal-parenchymale Dysgenesie nach H. JACOB) oder zu Mischgewächsen des Unterwurmes werden.

Im gesamten Zentralnervensystem scheint in der Tat keine geeignetere Stelle vorhanden zu sein als der Nodulus bzw. der Unterwurm im allgemeinen, an dem man sich eine Vermischung der beiden embryonalen Gewebe besser vorstellen kann. Abgesehen von den schon erwähnten Differenzierungsvorgängen der Meninx primitiva, die hier stattfinden, braucht man nur an die komplizierten Phasen, denen das Kleinhirn im Laufe der Entwicklung ausgesetzt ist — Eversion, Inversion, Einrollung — zu denken und insbesondere an die Verschließung der Fissura mediana cerebelli von seiten der in der Mittellinie verschmelzenden Kleinhirnwülste mit nachfolgender Einrollung. Bei dieser Phase wird auch die hier stark verankerte Meninx primitiva mit in die Tiefe gezogen und zwischen beide Kleinhirnwülste eingekeilt (s. a. BOELLAARD), genau an der Stelle, von wo aus das sogenannte Medulloblastom des Kleinhirns am häufigsten seinen Ausgang nimmt.

Nach der hier vorgetragenen Interpretation wäre somit das Medulloblastom ein durch seinen Entstehungsmechanismus ortsgebundener, embryonal-mesenchymaler Tumor des Zentralnervensystems. In ihm verbindet sich größte gewebliche Unreife mit höchst spezifischer Lokalisation.

Daß das Kleinhirn ein Prädilektionssitz der Sarkome ist, scheint durch zahlreiche Publikationen (PAUL: Monstrocelluläres Sarkom; BAILEY, BUCHANAN u. BUCY: 6 Fälle; ABBOTT u. KERNOHAN, 3 Fälle; HSÜ; BAILEY; LEY u. ROSENDO, 3 Fälle; TROLAND u. Mitarb.; BENNINGTON u. JONES; CRAMER; BINGAS; LIU u. SELBACH; SMITH u. Mitarb., KEHLER u. BECK) und insbesondere durch die Untersuchungen von KERNOHAN u. UIHLEIN (1962) bewiesen. Diese letzten Autoren, über 241 primäre Sarkome des ZNS, fanden 66 davon im Kleinhirn. Dabei handelte es sich um 33 „umschriebene Arachnoidealsarkome", 17 Fibrosarkome, 3 Riesenzellsarkome, 5 Hämangiopericytome, 8 Sarkome des Reticulo-Endotheliale-Systems (4 Retikulosarkome, 2 Hodgkin-Sarkome, 1 Mikrogliom, 1 Sarkom vom Mischtyp). Wenn man zu diesen 66 Fällen noch die 2 Fälle in der Brücke (1 Fibro- und 1 Retikulosarkom) und die 2 Hämangiopericytome in der Medulla hinzufügt, dann sieht man, daß im Rhombencephalon rund 70 Tumoren lokalisiert waren, d. h. fast ein Drittel der Gesamtzahl.

Das Medulloblastom und die übrigen ortsspezifischen mesenchymalen Tumoren des Zentralnervensystems

Ortsspezifische mesenchymale Tumoren sind im Bereich des Zentralnervensystems keine Seltenheit. Sie alle erklären sich auf der Grundlage embryologischer Daten und gehören der größeren Gruppe der „dysgenetischen Geschwulstbildungen" an. Das

Hämangioblastom Lindau reicht dabei bis in die Reihe der Mehrfachmißbildungen, der kongenitalen neurocutanen Dysplasien hinein.

1. Die diffuse Sarkomatose der Gehirnbasis

Hierbei handelt es sich um eine diffuse zellige Proliferation im Bereich der weichen Häute der großen Basalcisterne. Makroskopisch ähnelt das Bild einer basalen Meningitis mit Verdickung und Trübung der normalerweise zarten Arachnoidea. Nicht selten läßt sich der Prozeß — von der Basis her sich abschwächend — auch auf die Konvexität des Großhirns verfolgen.

Histologisch handelt es sich vorwiegend um klein-, rund- und spindelzellige Sarkome. Gemischte und polymorphzellige Formen kommen ebenfalls vor (HENSCHEN; KERNOHAN u. UIHLEIN). Nicht selten finden sich neben der diffusen Wucherung innerhalb des Subarachnoidealraumes isolierte oder multiple Geschwulstknoten in Groß- und Kleinhirn. Mikroskopisch sind diese Prozesse nicht von dem Medulloblastom zu unterscheiden, sie werden lediglich auf Grund der verschiedenen Lokalisation diagnostiziert („... die Infiltrate [der diffusen Sarkomatose] ... sind örtlich oft nicht von der meningealen Infiltration der Medulloblastome zu unterscheiden" — ZÜLCH).

Während bekanntlich früher nur von diffusen leptomeningealen Sarkomen gesprochen wurde, werden unter dem Einfluß der Arbeiten BAILEY-CUSHINGs seit den dreißiger Jahren solche Prozesse, besonders beim Vorliegen eines Tumorknotens im Kleinhirn und bei jugendlichem Alter des Patienten, automatisch als Medulloblastom-Aussaaten klassifiziert. Das um so mehr, weil das stellenweise vorhandene Retikulinfasernetz stets als reaktiv angesehen wird. Ein klassisches Beispiel dazu liefert HARBITZ, der 1932 als Medulloblastom einen Wurmtumor mit diffuser leptomeningealer Aussaat bezeichnete, den er 1896 als *Angiosarkom* diagnostiziert hatte.

Für die diffuse Melanomatose resp. das primäre diffuse Melanosarkom des Zentralnervensystems gilt die gleiche Prädilektion der Hirnbasis und Vierhügelgegend. Es kann kaum ein begründeter Zweifel daran bestehen, daß hierfür die in der Embryonalzeit besonders ausgedehnte Masse undifferenzierten Mesenchyms an dieser Stelle verantwortlich ist. („Diese Pigmenttumoren bieten mit Rücksicht auf ihren Ursprung gewisse Ähnlichkeit mit den Gehirn- und Rückenmarkslipomen dar" — HENSCHEN.)

In drei Fällen unserer Sammlung boten die Geschwülste das Bild eines kleinzelligen Reticulosarkoms, mit Abschnitten, die jedoch zu denen der großzelligen Medulloblastomen sehr ähnlich waren. Auffallenderweise befanden sich diese Anteile in Höhe der Telaansatzstelle.
Die „Sonderlage" der Telaansatzstelle bei diffusen Sarkomen der weichen Häute ist schon in älteren Beobachtungen erwähnt. Auf Grund vier eigener Fälle und einer ausführlichen Literaturübersicht, schrieb z. B. RACH 1907: „Auffallend ist, daß in zwei unserer Fälle die Geschwulst gerade i. B. der Tela chorioidea des IV. Ventrikels sich in besondere ausgedehnter Weise entwickelt hat. Ähnliche Angaben oder Bemerkungen über den Zusammenhang von intracerebralen Tumoren mit den Telae chorioidae des III. oder IV. Ventrikels finden wir auch in einzelnen Fällen der Literatur ... Im Literaturfall Nr. 32 fanden sich Metastasen in den Seitenventrikeln und in der Rautengrube. Auch in einem Fall STOERKs von Melanosarkomatose der Pia mater fand sich außer zahlreichen kleinen Knötchen und Flecken i. B. des Gehirnes und des Rückenmarkes ein pflaumengroßer Knoten in der Tela chorioidea des III. Ventrikels. *Die Telae chorioidae scheinen gewissermaßen einen Prädilektionssitz bei der diffusen Sarkomatosen zu bilden.*" (S. a. BUSCH; WESTPHAL; NONNE; SCHUBERT; SCHEIDEGGER; GRIEPENTROG; HENSCHEN; KERNOHAN u. UIHLEIN.)

2. Das Hämangioblastom des Kleinhirns — Lindau

Die Hämangioblastome des Kleinhirns nehmen ihren Ausgang von der embryonalen Gefäßplatte des IV. Ventrikels oder aus dem stark vascularisierten Gebiet der Area postrema. („Die Matrix, die hier in Frage kommen kann, ist unverkennbar die Gefäßplatte, die als ein gefäßreiches Mesenchym am Velum medullare posterius liegt und die Anlage teils für die weiche Hirnhaut, teils für den Plexus chorioideus ventriculi quarti bildet" — LINDAU, 1926.) Obwohl die Angioblastome keine selektiven Kleinhirngeschwülste sind, hat ihr bevorzugtes Vorkommen in der hinteren Schädelgrube sie fast zu spezifischen Kleinhirntumoren werden lassen. Sie sitzen im Wurm oder, häufiger, lateral, stehen immer in Verbindung mit den Leptomeningen (Pia mater) und sind normalerweise von einer großen Cyste begleitet. — JUNG (1935) fand neben den mesodermalen Elementen gelegentlich auch gliöse und ependymale.

Sie wachsen langsam und werden biologisch als bedingt gutartig angesehen. Histologisch bestehen sie aus endothelialen Zellen, die ein kontinuierliches Capillarnetz bilden oder in „soliden" Gruppen liegen. Charakteristisch für die Geschwulst ist das Vorkommen von Pseudoxanthomzellen und nach JUNG von Mastzellen (bei allen seinen Fällen).

Isoliert kommen Lindau-Tumoren vorwiegend bei Erwachsenen vor, in Kombination mit Fehlbildungen der Haut und des Auges werden sie bereits im Kindesalter erkannt.

In zwei Fällen unserer Medulloblastomen (9, 59) war eine ausgesprochene angioblastomatöse Komponente vorhanden, mit Bildern, die von einem Lindau-Tumor nicht zu unterscheiden waren.

Ein ähnlicher Fall ist 1937 von GLOBUS mitgeteilt worden — leider ohne nähere Angaben. Der nur kurz geschilderte Fall ist nicht mit absoluter Sicherheit beurteilbar, jedoch bestehen, zumindest an Hand der Abbildungen, starke Ähnlichkeiten mit unseren Beobachtungen. GLOBUS erwähnt in dieser Beziehung, daß bei vielen Medulloblastomen eine sorgfältige histologische Untersuchung Gebiete erkennen lassen würde, wo vasculäre Formationen das Feld beherrschen. Bei diesen Fällen handelt es sich nämlich nicht um Medulloblastome, sondern um leptomeningeale (piale) Sarkome, die cytologisch von den Medulloblastomen sehr schwer zu unterscheiden sind.
Ob auch die von MORRISON u. GOLLERKERI 1937 mitgeteilte Beobachtung diesen Fällen ähnlich ist, oder ob es sich um ein Hämangiosarkom handelt, läßt sich nicht mit Sicherheit sagen (diese Arbeit war uns nur als Photokopie zugänglich). Dabei handelte es sich um einen 48jähr. Mann mit cystischen Tumorknoten im Kleinhirn (rc. Hemisphäre und Dach des IV. Ventrikels), in Frontal- und Occipitallappen rechts. Weitere Tumormassen wurden auch im Mediastinum und in der rechten Lunge gefunden. Histologisch handelte es sich um einen zellreichen, stark vascularisierten Tumor, mit großen, mehr oder weniger spindelförmigen Zellen, mit hyperchromatischen Kernen. Die zahlreichen Tumorgefäße bzw. „Blutkanäle" waren z. T. gut ausgebildet, andere dagegen sehr dünn und „irregular". In gefäßfernen Gebieten waren Nekrosen erkennbar. Massenhaft Mitosen. Unterhalb der Pia mater war eine starke entzündliche Reaktion mit kleinen runden Zellen vorhanden (neoplastische Infiltrate?). Die Verff. betrachteten diese Geschwulst als ein malignes Hämangioblastom des Kleinhirnes mit Metastasen in Großhirn, Mediastinum und Lunge, bzw. als „medulloblastoma associated with haemangioma".

3. Das Lipom der Mittellinie

Lipome des Zentralnervensystems werden ausschließlich in den Cisternen, in der Infundibulärregion, im Plexus chorioideus und im oberen Balkenanteil gefunden, d. h. ausschließlich in jenen Gebieten, wo das embryonale Mesenchym der Meninx primitiva am längsten vorhanden ist (CHIARI; KRAINER). Ihre verschiedenen formalgenetischen Hypothesen können folgendermaßen zusammengefaßt werden (HUBER u. Mitarb.; VERGA):

a) Ausgang von Fettzellen, die bereits in der Pia vorhanden sind;

b) durch fettige Umbildung des Bindegewebes;

c) durch „Entdifferenzierung" der pialen Zellen in eine embryonale Form mit nachfolgender Metaplasie des Fettgewebes;

d) aus embryonalen Resten.

ZÜLCH erklärt sie als Resultat einer Hemmungs-Fehlentwicklung der Meninx primitiva bzw. als heterotopische Differenzierung der Piazellen.

Daß das embryonale Mesenchym der Meninx primitiva zu heterotopischer Differenzierung und Geschwulstbildung neigt, kann nicht überraschen. Nach F. WASSERMANN entwickelt sich das Fettgewebe aus dem embryonalen perivasculären Reticuloendothel, das, anstatt seine hämatopoetische Funktion beizubehalten, die Fähigkeit Fett zu speichern annimmt. Auch die Meninx primitiva besitzt in den frühesten Stadien eine hämatopoetische Funktion.

Die heterotopische Differenzierungsfähigkeit der Meninx primitiva beschränkt sich dabei nicht auf die Bildung lipomatösen Gewebes. Bei einigen Fällen von Lipomen sind auch Muskelfasern (TANIGUCHI u. MUFSON), hämangiomatöse und fibrös verknöchernde Anteile (VONDERHAE u. NIEMER; TANAKA) sowie „patches of leucopoiesis" (RUSSELL u. RUBINSTEIN) gefunden worden. Bei Meningiomen kommt Knorpel- und Knochenbildung, wenn auch selten, so doch gelegentlich vor (HENSCHEN; ZÜLCH; RUSSELL u. RUBINSTEIN).

Da sie normalerweise nicht-raumbeengend wirken (mit Ausnahme der Balkenlipome) sind sie in der Regel reine Zufallsbefunde. Statistische Vergleiche mit übrigen mesodermalen Geschwülsten sind deshalb unmöglich. Ziemlich häufig kommen sie aber im Balken vor. Der Ursprung dieser Balkenlipome ist in den von WEED erwähnten embryonalen Mesenchymmassen zu suchen. An diesen Stellen findet außerdem die Einstülpung des Mesenchyms in die Hirnkammern, zur Bildung des Plexus chorioideus statt. STARCK (1965) schreibt, daß „die Falx primitiva aus leptomeningealem Gewebe besteht und sich am Rande in zwei Fortsätze, die Telae chorioidae prosencephali fortsetzt. Da die Duradifferenzierung die scheitelwärts liegenden Bezirke später erreicht, bleibt hier die Meninx primitiva relativ lange erhalten, welche eine Zuwachszone zur primitiven Sichel bildet".

4. Das Reticulosarkom — Mikrogliom — des rostralen Hirnstammes

Diese als Reticulosarkom, Mikrogliom, ektopisches Pinealom oder auch Granulom des Infundibulums bezeichnete Geschwulstart wird am häufigsten innerhalb der Stammganglien, des Thalamus, des Infundibulums und des rostralen Hirnstammes angetroffen. Der Ausgangspunkt sind die von KERSCHMANN so benannten „Microglia Fountains", d. h. jene Regionen, in denen sich nach HORTEGA die Entwicklung der Mikroglia aus dem embryonalen Mesenchym der Membrana chorioidea superior und der Pia mater der Hirnschenkel vollzieht.

Die Vorstellung DEL RIO HORTEGAs vom Eindringen embryonaler Mikrogliazellen an bestimmten Orten der Leptomeningen in das Gehirn und seine damit zusammenhängende Lehre von der mesodermalen Abstammung dieser Zellen überhaupt hat eine weltweite Verbreitung gefunden. Doch wird sie von einigen Autoren bestritten, so von METZ u. SPATZ [Z. Neurol. Psychiat. 89, 138—170 (1924)].

Vereinzelt sind auch im Kleinhirn solche Geschwülste beschrieben (MILLER u. RAMSDEN), und zwar ebenfalls genau an der Stelle, an der im Velum medullare posterius die Mikrogliazellen ins Kleinhirngewebe einwandern.

Feingeweblich handelt es sich um diffuse bis umschriebene Wucherungen von rundlichen, polygonalen oder länglichen Zellen, die sich teilweise mit den für die Mikroglia gebräuchlichen Imprägnationsmethoden darstellen lassen. Daneben finden sich Beimengungen von Reticulumzellen und lymphocytären Infiltraten (RUSSELL-RUBINSTEIN; BIGNAMI; BENEDEK u. JUBA; POLAK; OSTERTAG; u. a.). Eine Retikulinfaserbildung ist häufiges, aber nicht konstantes Charakteristicum. Nicht selten sind diese cerebralen Mikrogliomatosen oder Reticulosarkome nur ein Teil einer allgemeinen Retikulose der Körperorgane (RUBINSTEIN), was ihre Ortsgebundenheit innerhalb des Zentralorgans noch auffälliger macht.

Die „*Granulome des Infundibulums*" umfassen eine noch nicht genau definierte Gruppe von Neubildungen, die morphologisch einmal das Bild einer Geschwulst (Mikrogliom, Reticulosarkom), ein anderes Mal das eines entzündlichen Prozesses („reticulohistiocytäre granulomatöse Encephalitis") bieten (WILKE; KUCSKO u. SEITELBERGER; CERVOS NAVARRO; BRUCHER; WÜNSCHER u. Mitarb.). Übergangsfälle zwischen den „neoplastischen" und den „entzündlichen" Prozessen sind angeblich beobachtet worden. RUBINSTEIN neigt deshalb dazu, diese Krankheitsbilder als „proliferative Prozesse des cerebralen Reticulo-Endothelialen-Systems" anzusehen, und sie innerhalb der allgemeinen Retikulosen einzuordnen (Neuroreticuloses — DRAGANESCU u. VUIA).

Das sog. „*ektopische Pinealom*" ist eine Geschwulst, die ebenfalls in der Infundibulärregion beschrieben wird. Feingeweblich bietet dieser Tumor eine grob-alveoläre Übersichtsstruktur, mit großen und kleinen Zellen, die oft in kleinen, lockeren Gruppen oder in Inseln, aber auch untereinander vermischt liegen. Die kleinen Zellen sind lymphocytenähnlich, die großen bieten wegen der scharfen Konturen ihres Kerns ein „ganglioides" Aussehen. Insgesamt betrachtet erinnert diese Geschwulst an ein Pinealom, daher ihre Bezeichnung. Die Integrität der Pinealis schließt in diesen Fällen die Möglichkeit von Abtropfmetastasen aus. Wir sind mit RUSSELL u. RUBINSTEIN der Meinung, daß zumindest einige solcher Geschwülste nichts anderes als Mikrogliome resp. Reticulosarkome sind (s. z. B. die Fälle von KAGEYAMA u. BELSKY).

Schlußbetrachtung

Bei dem sogenannten Medulloblastom des Kleinhirns handelt es sich nicht um einen neuroektodermalen, sondern um einen *embryonalen bzw. unreifen leptomeningealen Tumor, dessen Matrix in der Meninx primitiva der hinteren Schädelgrube zu suchen ist, oder um mesoneuroektodermale Mischgeschwülste.* Da bei letzteren auf die Dauer einer der beiden Gewebsanteile, und zwar in der Regel der mesodermale die Oberhand gewinnt, ist anzunehmen, daß einige der als rein mesodermal imponierenden Geschwülste ursprünglich Mischgeschwülste gewesen sind. Die mesodermale Natur der sogenannten Medulloblastome ergibt sich zunächst aus dem Ergebnis der Gewebezüchtung. Ein besonders ausgeprägtes Wachstum der Zellkolonien wurde bei jenen Tumorformen beobachtet, die histologisch auch als sogenannte umschriebene Arachnoidealsarkome bezeichnet werden und die u. E. nichts anderes als differenziertere Medulloblastome sind. Die höhere Widerstandsfähigkeit dieser Tumorzellen in vitro ist offenbar von ihrem Differenzierungsgrad abhängig.

Die ausschließlich cerebelläre Lokalisation dieser Geschwülste läßt sich durch embryologische Daten hinreichend erklären. *Im Bereich des Rhombencephalon fin-*

den im embryonalen Mesenchym der Meninx primitiva komplizierte und für das Zentralnervensystem einzigartige Entwicklungsvorgänge statt, die zur Bildung der Gefäßplatte des IV. Ventrikels und des Foramen Magendie führen. Es findet dagegen nicht jene celluläre Differenzierung statt, die in allen übrigen Anteilen der Meninx primitiva vorkommt und die zur Bildung von reifen leptomeningealen Zellen der Pia mater bestimmt ist. *Diese abweichenden Entwicklungsvorgänge spielen sich hauptsächlich in jenem Areal der Meninx primitiva ab, das mit dem Velum medullare posterius eng verbunden* ist bzw. in dieses kontinuierlich übergeht und das das Foramen Magendie bilden wird. Infolge der komplizierten Entwicklungsvorgänge des Kleinhirns wird das Velum medullare posterius unterhalb des Nodulus gebracht. Im Nodulus selbst ist die Differenzierung der Kleinhirnrinde am spätesten abgeschlossen. Daher sind hier eine Zeitlang auch nach der Geburt noch massenhaft unreife neuroektodermale Elemente vorhanden. Die Bedingungen für die Entstehung von embryonalen mesenchymalen Tumoren oder von mesodermal-neuroektodermalen Mischgeschwülsten sind an dieser Stelle daher bevorzugt gegeben. Im übrigen sind Mischgeschwülste in dieser Gegend bereits bekannt (Unterwurm-Mischgewächse OSTERTAGS).

Die Mehrzahl der sogenannten Medulloblastome nimmt ihren Ausgang vom Velum medullare posterius, d. h. dem Gebiet, in dem in der Embryonalzeit eine Einstülpung von gefäßreichem Mesenchym stattfindet, das zur Bildung des Plexus chorioideus bestimmt ist. Es bildet sich damit die Tela chorioidea. Daß die Übergangszone vom neuroektodermalen zum mesodermalen Gewebe (Telaansatzstelle) eine Rolle in der formalen Genese anderer mesodermaler Geschwülste spielt, ist allgemein anerkannt (Kleinhirnangioblastome, diffuse Sarkomatose der weichen Häute). Außerdem gibt es im Zentralnervensystem weitere mesodermale Geschwülste, die auf Grund ihrer konstanten Lokalisation ebenfalls Beziehungen zur Meninx primitiva haben müssen. So z. B. die Lipome in den Cisternen und über dem Balken, die Mikrogliome resp. Reticulosarkome im Bereich der Stammganglien und des rostralen Hirnstammes sowie die Infundibulumgranulome und ektopischen Pinealome der Infundibulärregion.

Diese Befunde weisen auf einen gemeinsamen formalgenetischen Faktor in der Herkunft dieser verschiedenen Geschwulsttypen hin, nämlich darauf, daß das embryonale Mesenchym, das je nach dem Gebiet in dem es sich befindet, bereits gewisse Differenzierungsmerkmale trägt, auch unterschiedliche Tumorformen bilden kann. Wir sprechen in diesem Zusammenhang von *ortsspezifischen mesenchymalen Geschwülsten des Zentralnervensystems.*

Die hier vorgetragene formalgenetische Interpretation der Entstehung der Medulloblastome findet eine wesentliche Unterstützung in vergleichenden Beobachtungen der Allgemeinen Pathologie.

Auch bei embryonalen Mischtumoren anderer Organe (Adenosarkom der Niere, Mischtumor der Leber usw.) gewinnt auf die Dauer eine der beiden Gewebskomponenten die Überhand mit dem schließlichen Auftreten von Gewebsbildern, die sich von den für das Erwachsenenalter typischen Geschwülsten nicht mehr unterscheiden.

Das nach EWING *benannte undifferenzierte Reticulosarkom der Knochen scheint dem Medulloblastom des Kleinhirns weitgehend vergleichbar.* Es handelt sich um eine kleinzellige, nicht Retikulin bildende Geschwulst, die bei Kindern und Jugendlichen auftritt und bei der charakteristische Tumorstrukturen, peritheliomatöse Bilder,

Pseudorosetten-ähnliche Formationen und dergleichen beschrieben und formalgenetisch mißdeutet worden sind. Dagegen erscheint das differenzierte Reticulosarkom der Knochen seltener und erst beim Erwachsenen.

Sämtliche embryonalen Geschwülste des Kindesalters bieten im völlig undifferenzierten Stadium mehr oder minder das gleiche Bild. Die Artdiagnose ist nur an Hand von Differenzierungszeichen möglich, sie wird in der Regel aus dem Sitz des Tumors gestellt. Bei dem sogenannten Medulloblastom sind sichere neuroektodermale Differenzierungszeichen sehr umstritten. In unserem Material waren sie lediglich bei den angeborenen Mischtumoren feststellbar in ihrem neuroektodermalen Anteil. Dagegen sind Zeichen mesodermaler Entwicklungsvorgänge, Retikulin- und Capillarbildung, Muskelfasern, angioblastomatöse und reticulosarkomatöse Abschnitte einwandfrei erkennbar. Die günstigere Prognose des vorwiegend beim jugendlichen Erwachsenen vorkommenden kleinzelligen Medulloblastom oder sogenannten umschriebenen Arachnoidealsarkom des Kleinhirns ist von seinem Differenzierungsgrad abhängig. Dieser besteht nicht nur in der Retikulin- und Capillarbildung, der knotigen, umschriebenen Wachstumsform und einer in der Regel nur minimalen Infiltration des angrenzenden Kleinhirngewebes, sondern auch in seiner lateralen und manchmal sogar extracerebellären Lage, die eine bessere bzw. radikale operative Entfernung ermöglicht. In Analogie zu dem undifferenzierten und differenzierten Knochenreticulosarkom könnte man sich fragen, ob nicht vielleicht der Altersunterschied für den Differenzierungsunterschied von grundlegender Bedeutung sein könnte (VON ALBERTINI). Wir sind der Auffassung, daß die hier vorgeschlagene formalgenetische Interpretation geeignet ist, zahlreiche bisher im Problemkreis der Medulloblastome unverständliche Befunde adäquat zu erklären und auch die umstrittenen Befunde von HORTEGA und POLAK verständlich zu machen.

Ob überhaupt unreife neuroektodermale Geschwülste, echte Neuroblastome also, im Zentralorgan vorkommen, läßt sich nicht sagen. Ihre Identifizierung und insbesondere ihre Abgrenzung gegenüber anderen kleinzelligen Geschwülsten, den sogenannten Medulloblastomen, Oligodendrogliomen, globuliformen Glioblastomen und kleinzelligen Sarkomen erscheint jedoch aus dem Schnittpräparat allein sehr fraglich. Dies um so mehr, da die als geschwulstspezifisch angesehenen Differenzierungszeichen des neuroektodermalen Blastoms (Pseudorosetten, rhythmische Zellagerungen und dergleichen) offenbar keine primären, sondern nur sekundäre, durch die Wachstums- und Infiltrationsart entstehende Strukturen sind. Nur die Gewebekultur erscheint geeignet, bei solchen Tumoren zur richtigen Diagnose zu führen.

Die alveoläre Übersichtsstruktur der sogenannten umschriebenen Arachnoidealsarkome kann als Differenzierungsmerkmal und als Hinweis auf die leptomeningeale Natur dieser Geschwulst bewertet werden. Eine ähnliche Übersichtsstruktur findet man bei den endotheliomatösen Meningeomen, bei denen die Retikulinfasern ebenfalls fehlen bzw. nur auf das vasculäre Stroma beschränkt sind.

Die Identifizierung der angeborenen Mischtumoren des Kleinhirns als Kombinationstumoren im Sinne MEYERs und die Annahme einer Verwandtschaft zwischen den sogenannten Medulloblastomen bzw. umschriebenen Arachnoidealsarkomen und den anderen meningealen Tumoren gewinnen schließlich ein besonderes Interesse im Hinblick auf die seit langem umstrittene Frage der Entstehung der Leptomeningen aus Bildungsmaterial der Neuralleiste (OBERLING, HÖRSTADIUS, DIEZEL). Auch unter diesem Aspekt sollten unsere Befunde überprüft werden.

Literatur

ABBOTT, K. H., and J. W. KERNOHAN: Primary sarcomas of the brain. Arch. Neur. Psych. 50, 43 (1943).

ALBERTINI, A., VON: Histologische Geschwulstdiagnostik. Stuttgart: Thieme 1955.

ALTMAN, J., and G. D. DAS: Autoradiographic and histological studies of postnatal neurogenesis. J. Comp. Neur., 126, 337 (1966).

ANDRÉ-THOMAS, DE MARTEL, SCHAEFFER, GUILLAUME et TRELLES: Examen histologique d'une tumeur de la région infundibulo-tubérienne. Neurospongiome. Revue Neurol. 61, 952 (1934).

D'ARRIGO, B., G. MORELLO e E. DE DIVITIIS: Il sarcoma circoscritto del cervelletto. Rass. di Neuropsich. 19, 1 (1965).

AZZOPARDI, J. G.: Oat-cell carcinoma of the bronchus. J. Path. Bact. 78, 513 (1959).

BAILEY, P.: Intracranial sarcomatous tumors of leptomeningeal origin. Arch. of Surg. 18, 1359 (1929).

— Reflections aroused by an unusual tumor of the cerebellum. J. Mt. Sinai Hosp. 9, 229 (1942).

—, D. N. BUCHANAN, and P. C. BUCY: Intracranial tumors of infancy and childhood. Chicago: Univ. of Chicago Press 1939.

—, and H. CUSHING: Medulloblastoma cerebelli. A common type of midcerebellar glioma of childhood. Arch. Neur. Psych. 14, 192 (1925).

— — A classification of tumors of the glioma group on a histogenetic basis with a correlated study of prognosis. Philadelphia: Lippincott 1926.

BAUTZMANN, H.: Entwicklungsphysiologische Grundlagen zum Verständnis der normalen und abnormalen Entwicklung des Gesichts- u. Kauschädels. Fortschr. Kiefer- u. Gesichtschir. 6, 1 (1960).

BENEDEK, L., u. A. JUBA: Über das Mikrogliom. Dtsch. Z. Nervenheilk. 152, 159 (1941).

BENNINGTON, J. L., and R. E. JONES: Primary sarcoma of the cerebellum (cerebellar sarcoma) with extracranial metastases. J. Neurosurg. 19, 685 (1962).

BERGER, E. C., and A. R. ELVIDGE: Medulloblastomas and cerebellar sarcomas. A clinical survey. J. Neurosurg. 20, 140 (1963).

BIGNAMI, A.: La microgliomatosi cerebrale. Contributo alla conoscenza del sistema reticulo-istiocitario dei centri nervosi. Lav. Neuropsich. 29, 1 (1961).

BINGAS, B.: Das Retikulumzellsarkom des Gehirns. Zbl. Neurochir. 24, 143 (1964).

BODIAN, M., and D. LAWSON: The intracranial neoplastic disease of childhood. Brit. J. Surg. 40, 368 (1953).

BOELLAARD, J. W.: Ein Medulloblastom mit quergestreiften Muskelfasern. Arch. Psych. Z. ges. Neur. 206, 228 (1964).

BOEMKE, E.: Die Beteiligung der Gefäße am Aufbau von Bindegewebsgeschwülsten. Verhndl. Dtsch. Path., Tagung in Breslau. Stuttgart: Fischer 1944.

BORST, M.: Die Lehre von den Geschwülsten. Wiesbaden: Bergmann 1902.

BRUCHER, J. M.: The classification and diagnosis of intracranial sarcomas. Symposium on Classification of Brain Tumors, Cologne 1961. Acta Neurochir., Suppl. X, 1964.

BRZUSTOWICZ, R., and J. W. KERNOHAN: Cell rests in the region of the fourth ventricle. Arch. Neur. Psych. 67, 585, 592, 602 (1952).

BUSCH, CH.: Ein Fall von ausgebreiteter Sarkomatose der weichen Häute des Zentralnervensystems. Dtsch. Z. Nervenheilk. 9, 114 (1896).

CAIRNS, H., and D. RUSSELL: Intracranial and spinal metastases in gliomas of the brain. Brain 54, 377 (1931).

CAJAL, S. R.: Histologie du systeme nerveux de l'homme et des vértebrés. Paris: Masson 1909.

CERVOS NAVARRO, J.: Encephalitis granulomatosa reticulohistiocitaria. Trab. Inst. Cajal Invest. biol. **49** (1958).

CHIARI, H.: Über zwei Fälle von Lipom in der Meninx vasculosa an der Hirnbasis. Wiener med. Wschr. **29**, 517 (1879).

CRAMER, H. I.: Zur Kenntnis der Reticulumzellsarkome des Zentralnervensystems. Dtsch. Z. Nervenheilk. **179**, 455 (1959).

CRUE, B. L., JR.: Medulloblastoma. Springfield: Ch. C. Thomas Publ. 1958.

CUSHING, H.: Experiences with the cerebellar medulloblastomas. A critical review. Acta path. micr. scand. **7**, 1 (1930).

DEXTER, D., and D. A. HOWELL: Medulloblastomas and arachnoidal sarcomas. Brain **88**, 367 (1965).

DIEZEL, P. B.: Die Geschwülste der Hirnhäute. Ein Beitrag zur formalen Genese der Meningeome. Virch. Arch. **325**, 441 (1954).

DRACHMANN, D. A., T. S. WINTER, and M. KARON: Medulloblastoma with extracranial metastases. Arch. Neurol. **9**, 518 (1963).

DRAGANESCU, ST., and O. VUIA: Neuroreticuloses. Acta Neuropath. **4**, 669 (1965).

ELVIDGE, A., W. PENFIELD, and W. CONE: The gliomas of the central nervous system. Proc. Ass. Res. Nerv. Ment. Dis. **16**, 107 (1935).

EVANS, W. R.: Histological appearances of tumours. Edinburgh and London: E. a. S. Livingstone, Ltd. 1956.

FOERSTER, O., u. O. GAGEL: Das umschriebene Arachnoidealsarkom des Kleinhirns. Z. ges. Neurol. Psych. **164**, 565 (1939).

GAGEL, O.: Über Hirngeschwülste. Z. Neurol. **161**, 69 (1938).

GÄRTNER, J.: Retinoblastom und Medulloblastom. Ein Vergleich ihres morphologischen und biologischen Verhaltens. Graefes Arch. Ophtalm. **158**, 605 (1957).

GLASAUER, F. E., and R. H. P. YUAN: Intracranial tumors with extracranial metastases. Case report and review of the literature. J. Neurosurg. **20**, 474 (1963).

GLOBUS, J. H.: Meningiomas. Arch. Neur. Psych. **38**, 667 (1937).

—, S. LEVIN, and J. G. SHEPS: Primary sarcomatous meningioma (primary sarcoma of the brain). J. Neuropath. exp. Neur. **3**, 311 (1944).

GRIEPENTROG, F.: Ein Beitrag zur diffusen meningealen Sarkomatose. Arch. Psychiat. Z. Neurol. **188**, 549 (1952).

GULLOTTA, F.: Zur in vitro-Diagnostik gliös-mesenchymaler Mischgeschwülste. Dtsch. Z. Nervenheilk. **186**, 323—335 (1964).

— Über angeborene Mischgeschwülste des Kleinhirns. Dtsch. Z. Nervenheilk. **189**, 354 (1966).

—, e C. LANZA: Malformazione retinica neoplastiforme. Contributo alla genesi formale delle rosette. Riv. Pat. Cl. Sper. (Padova) **6**, 477 (1965).

HAMILTON, W. J., J. D. BOYD, and H. W. MOSSMAN: Human embryology. 3rd Ed. Cambridge: Heffer a. S. Ltd. 1962.

HAMPERL, H.: Die Morphologie der Tumoren. In Handbuch d. allg. Path. von F. BÜCHNER, E. LETTERER u. F. ROULET, Bd. 6/III. Berlin: Springer 1956.

HARBITZ, F.: Über das gleichzeitige Auftreten multipler Neurofibrome und Gliome (Gliomatose) („periphere und zentrale Neurofibromatose") auf erblicher Grundlage und mit diffuser Verbreitung in den Rückenmarks- und Gehirnhäuten. Acta path. et microbiol. scand. **9**, 359 (1932).

HARVEY, S. C., and H. S. BURR: The development of the meninges. Arch. Neur. Psych. **15**, 545 (1926).

— —, and E. VAN CAMPENHOUT: Development of the meninges. Arch. Neur. Psych. **29**, 683 (1933).

HENSCHEN, F.: Tumoren des Zentralnervensystems und seiner Hüllen. In Hdbuch. d. spez. path. Anat. u. Hist. von HENKE-LUBARSCH-RÖSSLE. **13**/III. Berlin: Springer 1955.

HERZOG, G.: Beobachtungen und Gedanken zum Wesen der Geschwülste. Z. Krebsfschng. **52**, 193 (1941).

— Primäre Knochengeschwülste. In Hdbuch. d. spez. path. Anat. u. Hist. von HENKE-LUBARSCH-RÖSSLE. IX/5. Berlin: Springer 1944.

HONEYMAN, W. M.: Cerebral medulloblastoma. Amer. J. Path. **13**, 1003 (1937).

Hörstadius, S.: The neural crest. London: Oxford Univ. Press 1950.

Del Rio Hortega, P.: Concepts histogénique, morphologique, physiologique et physio-pathologique de la microglie. Revue Neur. 37, 956 (1930).

— Neuroblastomas. Bolet. Acad. Nacion. Medic. Buenos Aires, 1940, p. 352.

Hsü, Y. K.: Primary intracranial sarcomas. Arch. Neur. Psych. 43, 901 (1940).

Huber, K., B. Hammer u. F. Seitelberger: Ein operiertes intrakranielles Lipom im Dach des 3. Ventrikels. Wiener Z. Nervenheilk. 7, 104 (1953).

Jacob, H.: Zur Verlaufspathologie und zur Korrelation zentralnervöser Dysgenesien. Proc. Vth Intern. Congr. Neuropath. Zürich 1965.

Jakob, A.: Das Kleinhirn. In Hdbuch. d. mikr. Anat. d. Menschen von W. von Möllendorf, 4/I. Berlin: Springer 1928.

Jansen, J., u. A. Brodal: Das Kleinhirn. In Hdbuch. d. mikr. Anat. d. Menschen v. W. von Möllendorf, 4/VIII. Berlin: Springer 1958.

Jung, R.: Über die Angiome Lindaus als eine charakteristische Gruppe unter den Kleinhirntumoren. Arch. Psychiat. 103, 580—626 (1935).

Kageyama, N., and R. Belsky: Ectopic pinealoma in the chiasma region. Neurology 11, 318 (1961).

Karlefors, J.: Die Hirnhauträume des Kleinhirns, die Verbindungen des IV. Ventrikels mit den Subarachnoidealräumen und der Aquaeductus cochleae beim Menschen. Stockholm: P. A. Nortstedt o. s. 1924.

Kehler, W. H., and E. Beck: Cerebellar sarcoma with bone metastases. Radiology 63, 736 (1954).

Kernohan, J. W., and A. Uihlein: Sarcomas of the brain. Springfield: Thomas 1962.

Kershman, J.: The medulloblast and the medulloblastoma. A study of human embryos. Arch. Neur. Psych. 40, 937 (1938).

— Genesis of microglia in the human brain. Arch. Neur. Psych. 41, 24 (1929).

Kersting, G.: Die Gewebszüchtung menschlicher Hirngeschwülste. Berlin: Springer 1961.

— Tissue culture and the classification of brain tumors. In Classification of brain tumors. Acta Neurochir., suppl. X, 1964.

— Die Gewebeszüchtung der Medulloblastome. Symp. Problem Commission of Neurooncology. World Federation of Neurology. Bern 4. 9. 1965. Acta Neuropath. (Wien) (im Druck).

Krainer, L.: Die Hirn- und Rückenmarkslipome. Virchows Arch. 295, 107 (1935).

Kreutzberg, G. W., u. F. Gullotta: Enzymhistochemischer Beitrag zur Histogenese des Medulloblastoms. Im Druck: Arch. Psych. Z. ges. Neur.

Kucsko, L., u. F. Seitelberger: Das Granuloma infiltrans des Zwischenhirnes und der Neurohypophyse. Wiener Z. Nervenheilk. 8, 187 (1954).

Lauschke, H., W. Müller u. G. Friedmann: Körpermetastasen eines Medulloblastoms oder unabhängiger zweiter Tumor? Acta Neuropath. 6, 80 (1966).

Ley, A., and A. G. Rosendo: Primary sarcomas of the cerebellum. Acta neurochir. 3, 1 (1952).

Lichtenstein, L., and H. L. Jaffe: Ewing's sarcoma of bone. Amer. J. Path. 23, 43 (1947).

Lindau, A.: Studien über Kleinhirncysten. Bau, Pathogenese und Beziehungen zur Angiomatosis retinae. Acta path. scand., *suppl.* 1, 1926.

Liu, Ch. T., and G. Selbach: Primary sarcoma of the leptomeninges. Report of three cases. J. Neuropath. exp. Neur. 12, 186 (1953).

Lumsden, C. E.: Tissue culture in relation to tumors of the nervous system. In Pathology of tumours of the nervous system von D. S. Russell, and L. J. Rubinstein, 2nd. ed. London: Edw. Arnold Publ. 1963.

Marburg, O.: Zur Kenntnis des sogenannten Medulloblastoms (Sphaeroblastoma polimorphus). Dtsch. Z. Nervenheilk. 289, 117 (1931).

Masson, P., et G. Dreyfus: Neurogliocytome embryonaire du vermis. Revue Neur. 32, 227 (1925).

— Tumeurs humaines. Paris: Librairie Maloine 1956.

Meyer, R.: Beitrag zur Verständigung über die Namengebung in der Geschwulstlehre. Zbl. Path. 30, 291 (1919/20).

Millen, J. W., and D. H. M. Woollam: The anatomy of the cerebrospinal fluid. London: Oxford Univ. Press 1962.

MILLER, A. A., and F. RAMSDEN: Primary reticulosis of the central nervous system. Microgliomatosis. Acta Neurochir. 11, 439 (1963).

MIYAKE, S., M. TOYAMA, B. ETANI, and S. FUKUMA: Cerebellar medulloblastoma with postoperative extracranial spread. Report of a case. J. Neurosurg. 21, 416 (1964).

MORRISON, R. V., and P. G. GOLLERKERI: A malignant cystic haemangioblastoma of the cerebellum. The indian medic. gazette, Sept. 1937, S. 528.

NISHII, R.: Zur Kenntnis der diffusen Sarkomatose des Nervensystems (Medulloblastom). Arb. neurol. Inst. Univ. Wien 31, 116 (1929).

NONNE, M.: Sarkom des Kleinhirns mit multipler Sarkombildung an der Pia mater des Rükkenmarkes. Neurol Centralbl. 16, 285 (1897).

OBERLING, CH.: La gliomatose méningo-encéphalique. Bull. Soc. Anat. (Paris) 94, 334 (1924).

— Les réticulosarcomes et les réticuloendothéliosarcomes de la moelle osseuse (sarcomes d'Ewing). Bull. Ass. fr. Et. Cancer 17, 257 (1928).

—, et C. RAILEANU: Nouvelles recherches sur les réticulosarcomes de la moelle osseuse (sarcomes d'Ewing). Bull. Ass. fr. Et. Cancer 21, 333 (1932).

OSTERTAG, B.: Einteilung und Charakteristik der Hirngewächse. Jena: Fischer 1936.

— Mißbildungen. In Hdbuch. d. spez. path. Anat. u. Hist. von HENKE-LUBARSCH-RÖSSLE. 13/V. Berlin: Springer 1955.

— Primäre zentrale Reticulose und Mikroglia (Reticulo-Mikrogliomatose). Arch. Psych. Z. Neur. 206, 662 (1965).

PAIS, C., e R. ZANASI: Il periteliosarcoma del midollo osseo (tumore di Ewing). Chir. org. movim. (Bologna) 38, 389 (1953).

PALACIOS, O.: Neuroblastome in der Gewebekultur. Proc. IV. Intern. Kongr. Neuropath. München 1961. Stuttgart: Thieme 1962.

PATTERSON, E.: Distant metastases from medulloblastoma of the cerebellum. Brain 84, 301 (1961).

PAUL, F.: Beitrag zur Histopathologie der Ganglioneurome des Zentralnervensystems. Ziegler Beitr. path. Anat. 75, 221 (1926).

PENFIELD, W.: The classification of gliomas and neuroglia cell types. Arch. Neur. Psych. 26, 745 (1931).

POLAK, M.: Sobre la histopatologia de los microgliomas cerebrales. Arch. hist. norm. pat. 5, 41 (1952/53).

— Sobre la verdadera naturaleza de los blastomas indiferenciados del parenquima nervioso. Arch. hist. norm. pat. 8, 227 (1963).

POLAK, M.: Significado de los tubos neuraloides, de las rosetas, seudorosetas y sistemas gliovasculares en la ordenación histogenética de los blastomas del parénquima nervioso. Rev. argent. neur. psiq. 1, 31 (1964).

—, e T. PALACIOS: Sobre la fine estructura e histogenesis de los neuroblastomas. Acta neuropsiq. agent. 1, 161 (1955).

RAAF, J., and J. W. KERNOHAN: Relation of abnormal collections of cells in posterior medullary velum of cerebellum to origin of medulloblastoma. Arch. Neur. Psych. 52, 163 (1944).

RACH, E.: Über primäre Sarkomatöse der inneren Häute des Gehirns und Rückenmarkes im Kindesalter. Z. Heilk. (Wien), Suppl. z. 28. Band, 1907.

REESE, A. B.: Tumors of the eye. London: Cassel a. Co., Ltd. 1951.

RINGERTZ, N., and J. H. TOLA: Medulloblastoma. J. Neuropath. exp. Neur. 9, 354 (1950).

ROUSSY, G., CH. OBERLING et C. RAILEANU: Les neurospongiomes. Presse med. 53, 977 (1931).

RUBINSTEIN, L. J.: Extracranial metastases in cerebellar medulloblastoma. J. Path. Bact. 78, 187 (1959).

— Microgliomatosis. In Classification of brain tumors. Acta Neurochir., suppl. X, 1964.

—, and W. C. NORTHFIELD: The medulloblastoma and the so-called „arachnoidal cerebellar sarcoma". Brain 87, 379 (1964).

RUSSELL, D. S., and L. J. RUBINSTEIN: Pathology of Tumors of the Nervous System. 2nd Ed. London: Edw. Arnold Publ. 1963.

SCHAPER, A.: Die frühesten Differenzierungsvorgänge im Zentralnervensystem. Arch. Entwickl.-Mech. Org. 5, 81 (1897).

SCHEIDEGGER, S.: Diffuse meningeale Sarkomatose. Oncologia (Basel) 7, 330 (1954/55).

Scheinker, I.: Zur Frage der Pathogenese und Pathologie der Medulloblastome. Mschr. Neur. Psych. **101**, 103 (1939).

Schubert, O.: Diffuse Sarkomatose und Gliomatose in den Meningen. Dtsch. Z. Nervenheilk. **93**, 34 (1926).

Sensening, E. C.: The early development of the meninges of the spinal cord in human embryos. Contr. Embr. Carnegie Inst. Washington **34**, 145 (1951).

Smith, R. A., I. Lampe, and E. A. Kahn: The prognosis of medulloblastoma in children. J. Neurosurg. **18**, 91 (1961).

Starck, D.: Embryologie. 2. Auflage. Stuttgart: Thieme 1965.

Stevenson, L., and F. Echlin: Nature and origin of some tumors of the cerebellum. Medulloblastoma. Arch. Neur. Psych. **31**, 93 (1934).

Stout, A. P.: Discussion on the pathology and histogenesis of Ewing's tumor of bone marrow. Amer. J. Roentgen. **50**, 334 (1943).

Tanaka, K.: Rare intracranial tumors. Folia psych. neur. japon. **5**, 167 (1952).

Taniguchi, T., and J. H. Mufson: Intradural lipoma of the spinal cord. Report of a case. J. Neurosurg. **7**, 584 (1950).

Tola, J. S.: The histopathological and biological characteristica of the primary neoplasms of the cerebellum and the fourth ventricle. Acta Chir. Scand. Suppl. **164** (1951).

Troland, Ch. E., Ph. F. Sahyoun, and F. B. Mandeville: Primary mesenchymal tumors of the brain, so-called reticulum cell sarcoma. J. Neuropath. exp. Neur. **9**, 322 (1950).

Tzonos, T., u. C. V. Brunngraber: Über ein Medulloblastom mit Riesenzellen. Zbl. Neurochir. **23**, 282 (1963).

Uehlinger, E., Ch. Botsztejn u. H. R. Schinz: Ewingsarkom und Knochenretikulosarkom. Oncologia (Basel) **1**, 193 (1948).

De Vecchi, B.: La malattia di Lindau. Rass. Cl.-Scient. **13**, 309 (1935).

Verga, P.: Lipomi ed osteolipomi della pia madre. Tumori **15**, 321 (1929).

Vonderhae, A. R., and W. T. Niemer: Intracranial Lipoma. A report of four cases. J. Neuropath. **3**, 344 (1944).

Wassermann, F.: Die Fettorgane des Menschen. Entwicklung, Bau und systematische Stellung des sog. Fettgewebes. Z. Zellforsch. **3**, 235 (1926).

Weed, L. H.: The development of the cerebrospinal spaces in pig and in man. Contr. embr. Carnegie Inst., Washington **225**, 7 (1917).

Westphal, A.: Über multiple Sarkomatose der Gehirns- und Rückenmarkshäute. Arch. Psych. **26**, 770 (1894).

Wilke, G.: Über primäre Reticuloendotheliosen des Gehirns. Dtsch. Z. Nervenheilk. **164**, 332 (1950).

Willis, R. A.: Pathology of tumors. 3rd Ed. London: Butterworths 1960.

— The pathology of the tumors of children. Edinburgh: Oliver and Boyd 1962.

— The borderland of embryology and pathology. London: Butterworths 1962.

Wohlwill, F.: Zur pathologischen Anatomie der malignen medianen Kleinhirntumoren der Kinder (sog. „Medulloblastome"). Z. ges. Neur. Psych. **128**, 587 (1930).

Woodard, J. S.: Origin of the external granule layer of the cerebellar cortex. J. comp. Neur. **115**, 65 (1960).

Wright, J. H.: Neurocytoma or neuroblastoma. A kind of tumor not generally recognized. J. exp. Med. **12**, 556 (1910).

Wünscher, W., H. Berthold u. G. Möbius: Über die reticulo-histiocytäre granulomatöse Encephalitis. Psych. Neur. med. Psych. (Leipzig) **11**, 277 (1962).

Zeiss, E.: Zur Entstehung der Gliomrosetten. Graefes Arch. Ophthalm. **117**, 273 (1926).

Zülch, K. J.: Das Medulloblastom vom pathologisch-anatomischen Standpunkt aus. Arch. Psych. **112**, 343 (1941).

— Pathologische Anatomie der raumbeengenden intrakraniellen Prozesse. In Hdbuch. d. Neurochirurgie von H. Olivecrona u. W. Tönnis. Bd. 3. Berlin: Springer 1956.

— Die Hirngeschwülste in biologischer und morphologischer Darstellung. Leipzig: J. A. Barth, 1956.

Dokumentation

1. Großzellige Medulloblastome

1 — N 65/62, S. F. (2 J., m.). Graurötlicher, weicher Tumor, der bis in den Wurm hineinreicht, die Cisterna cerebellomedullaris austamponiert hat und offenbar von der Brücke
ausgeht. Tumorreste in Kleinhirnwurm und Wand des IV. Ventrikels. SN 88/62
(GK 109 Mül).

2 — N 220/58, 227/58, D. K.-H. (2 J., m.). Hühnereigroßer, teils weicher, teils harter Tumor
des Wurmes, mit Einwachsen in beide Hemisphären und Tamponade des IV. Ventrikels. Anscheinend totale Exstirpation. Diffuse leptomeningeale Aussaat in Großhirn,
Kleinhirn und Rückenmark. SN 109/59 (GK 205 Mon).

3 — W. A. (11 Mon., m.). Weicher, grauglasiger Tumor des Kleinhirnwurmes, in beide Hemisphären hineinwachsend.

4 — 8jähriger Junge. Weicher Tumor im verbreiterten Unterwurm und IV. Ventrikel [Fall
von J. W. BOELLAARD: Arch. Psych. 206, 228 (1964)].

5 — N 145/63, R. A. (4 J., m.). Hühnereigroßer, glasiger, weicher, blutreicher Tumor, der
sich vom Boden der Rautengrube in den Wurm hinein vorwölbt und fest mit dem
Boden des IV. Ventrikels verwachsen ist. Offenbar radikale Entfernung (GK 119 NF).

6 — Kind. Kleinhirntumor (Fall 1 von Prof. G. SPIGOLON, Rimini/Italien).

7 — SN 25/47, B. B. (4 J., m.). Aprikosengroßer, weicher, graurötlicher Tumor, der vom
Wurm ausgeht, beide Hemisphären infiltriert und zapfenförmig in Aquädukt und
Cisterna cerebello-medullaris hineinwächst.

8 — N 99/56, S. R. (11 J., m.). Hühnereigroßer, grauroter, weicher, gefäßreicher Tumor, der
den ganzen rechten Kleinhirnbrückenwinkel ausfüllt und z. T. in eine walnußgroße
Cyste umgewandelt ist. Subtotale Exstirpation.

9 — SN 16/47, A. G. (8½ J., w.). Zerfließender, glasiger Tumor des Kleinhirnwums. Boden
und Wände des IV. Ventrikels sind von ausgedehnten Blastommassen durchsetzt. Tumorgewebe in der Cisterna cerebello-medullaris.

10 — S 86/63, K. B. (6 Mon., w.). Faustgroßes, weißliches, feinkörniges Blastom der Pinealisgegend, supra- und infratentoriell gelegen, in Wurm, Occipital- und Temporallappen
und Mittelhirn hineinwachsend.

11 — N 70/66, SN 55/66, K. I. (3½ J., w.). Übermandarinengroße umschriebene Geschwulst
vom Wurm ausgehend und den IV. Ventrikel austamponierend. Totale Entfernung.
Hist.: massenhaft quergestreifte Muskelfasern und Rhabdomyoblasten.

2. Kleinzellige Medulloblastome

12 — N 156/63, B. H.-J. (26 J., m.). Relativ gut umschriebene Geschwulst des Kleinhirnwurms mit Infiltration angrenzender Kleinhirnanteile und lokaler leptomeningealer
Ausbreitung. SN 172/63 (GK 124 NF).

13 — N 209/64, B. K. (22 J., m.). Umschriebener, subcortical gelegener Tumor in der linken
Kleinhirnhemisphäre. Totalexstirpation (GK 165 NF).

14 — N 262/63, G. H. (23 J., m.). Walnußgroßer, glasiger, scharf abgegrenzter Tumor des
Wurmes, offenbar radikal entfernt (GK 204 NF).

15 — N 187/64, P. P.-J. (16 J., m.). Scharf abgegrenzter, subcorticaler Tumor im Pol der
rechten Kleinhirnhemisphäre. Makroskopisch radikal entfernt (GK 400 NF).

16 — N 216/64, A. D. (11 J., w.). Ausgedehntes, weiches, buntes Blastom, Wurm und
Kleinhirnhemisphäre diffus durchsetzend. Tumorteile sitzen am Boden des IV. Ventrikels fest und gehen auch in die Brücke über. SN 120/64 (GK 434 NF).

17 — N 155/65, S. T. (4¹/₂ J., m.). Weicher, umschriebener Tumor vom Dach und den Seitenwänden des IV. Ventrikels ausgehend. Radikale Entfernung (GK 664 NF).

18 — N 104/65, S. H. (19 J., m.). Umschriebene, vollkommen extracerebellär gelegene Geschwulst (Cisterna cerebello-medullaris, linker Kleinhirnbrückenwinkel). Totalexstirpation (GK 634 NF).

19 — N 93/55, W. H. (32 J., m.). Graurötlicher Tumor in der rechten Kleinhirnhemisphäre, in der Wand einer großen Cyste gelegen.

20 — N 82/57, W. O. (41 J., m.). Umschriebene Geschwulst von der linken Kleinhirnhemisphäre ausgehend und den IV. Ventrikel austamponierend. Totalexstirpation.

21 — N 174/65, Q. A. (38 J., m.). Umschriebener, weicher Tumor in der linken Kleinhirnhemisphäre. Radikal entfernt. SN 125/65 (GK 675 NF).

22 — N 148/61, A. W. (4 J., m.). Hühnereigroßer Tumor im unteren Anteil des Wurmes mit Tamponade der Hinterhauptcisterne und der kaudalen Anteile des IV. Ventrikels. Scharf abgegrenzt. Totalexstirpation.

23 — SN 156/62, D. H. (27 J., m.). Diffus wachsende Geschwulst, vom Wurm und der rechten Kleinhirnhemisphäre ausgehend, mit umschriebener leptomeningealer Aussaat und kleinen Knotenbildungen im Kleinhirn (GK 157 Mül).

24 — N 136/60, K. M. (7 J., m.). Weicher, hühnereigroßer, blaßgrauer Tumor, Wurm, beide Hemisphären und Boden der Rautengrube durchsetzend (GK 454 Mon).

25 — N 247/60, A. I. (18 J., w.). Graurötlicher, mandarinengroßer weicher Tumor des Wurmes mit Tamponade der Hinterhauptcisterne. Totalexstirpation (GK 523 Mon).

26 — N 21/58, M. H. (12 J., m.). Pflaumengroßer, blauroter, weicher Tumor, Wurm und linke Kleinhirnhemisphäre durchsetzend. Die Geschwulst hat mehrere große Gefäße und Hirnnerven umwachsen und reicht bis in die Medulla hinein. Teilresektion (GK 721 Mon).

27 — N 207/58, S. J. (11 J., m.). Großer, graurötlicher weicher Tumor im Wurm mit Einwachsen in beide Kleinhirnhemisphären, Kleinhirnschenkel und in den IV. Ventrikel (GK 183 Mon).

28 — N 19/56, R. R. (10 J. m.). Grauglasige Geschwulst, vom Kleinhirnwurm ausgehend und den IV. Ventrikel austamponierend.

29 — N 37/57, G. H. (18 J., m.). Graurötlicher, umschriebener Tumor des Kleinhirnwurmes, in den IV. Ventrikel hineinreichend. Subtotale Entfernung. SN 77/57.

30 — T. 52, Deutsche Forschungsanstalt für Psychiatrie, München (Direktor Prof. Dr. G. Peters), K. M. (14 J., w.). Kleinhirntumor (GK 94 Mün).

31 — N 193/50, S. R. (15 J., m.). Hühnereigroßer, derber, glattwandiger, scharf abgegrenzter und sehr gefäßreicher Tumor im Dach des IV. Ventrikels. Totalexstirpation. SN 57/50.

32 — N 115/54, M. B. (9 J., m.). Großer, graurötlicher, zum Teil zystischer Tumor des Kleinhirnwurmes mit Einwachsen in die Medulla. Teilresektion.

33 — N 18/50, S. H. (19 J., m.). Weicher, unscharf begrenzter Tumor im Kleinhirnwurm. SN 8/50.

34 — N 43/65, S. H.-W. (15 J., m.). Apfelgroßer, weicher, weißrötlicher, umschriebener Tumor, vom Wurm ausgehend und in beide Kleinhirnhemisphären einwachsend. Blastomatöse Durchsetzung des Aquäduktes, des Bodens des IV. Ventrikels und diffuse Aussaat in die Rückenmarkshäute. SN 21/65 (GK 592 NF).

35 — N 377/64, A. C. (9 J., w.). Weicher, hämorrhagischer Tumor des Wurmes, in beide Hemisphären und in den IV. Ventrikel hineinwachsend (Fall von Dr. G. Cazzato, Bari/Italien).

36 — N 60/50, L. G. (23 J., m.). Graurötlicher, körniger, weicher Tumor des IV. Ventrikels, anscheinend von der linken lateralen Tasche des Ventrikels ausgehend. Totale Entfernung. Sieben Jahre nach der Operation leptomeningeale Aussaat und Geschwulstbildung im III. Ventrikel.

37 — N 157/49, T. W. (4 J., m.). Hühnereigroßer, weicher, blaurötlicher Tumor, vom Dach des IV. Ventrikels ausgehend. Radikale Entfernung.

38 — SN 46/48, B. H. (6 J., w.). Kleinapfelgroßer, scharf umschriebener, grauweißer, z. T. zerfallender Tumor in der rechten Kleinhirnhemisphäre.

39 — SN 26/50, D. W. (40 J., m.). Pflaumengroßer, gut abgegrenzter Tumor von weicher Konsistenz und weißgelber Farbe, in den weichen Häuten der linken Kleinhirnhemisphäre.
40 — Kind. Kleinhirntumor (Fall 2 von Prof. G. SPIGOLON, Rimini/Italien).
41 — Kind. Kleinhirntumor (Fall 3 von Prof. G. SPIGOLON, Rimini/Italien).
42 — Kind. Kleinhirntumor (Fall 4 von Prof. G. SPIGOLON, Rimini/Italien).
43 — SN 359/56, V. E. (28 J., m.). Umschriebener, grauweißlicher derber Tumor in den weichen Häuten der rechten Kleinhirnhemisphäre.
44 — SN 63/54, W. I. (6½ J., w.). Blaurötlicher, z. T. derber Tumor des Kleinhirnwurmes, hintere Teile des IV. Ventrikels austamponierend.
45 — N 51/54, D. K.-H. (5 J., m.). Große, graurote, stark vascularisierte Geschwulst, Wurm, Kleinhirnhemisphäre, Brachia conjunctiva und IV. Ventrikel durchsetzend. Teilexstirpation.
46 — N 179/51, 18/52, M. H. (13 J., m.). Großer, umschriebener Tumor im Dach des IV. Ventrikels: totale Entfernung. Weitere Tumorknoten in Wurm und IV. Ventrikel. SN 5/52.
47 — N 179/55, N. T. (29 J., w.). Umschriebener Tumor im unteren Anteil des IV. Ventrikels mit Verschluß des Foramen Magendie. Totale Entfernung. Leptomeningeale Tumoraussaat über der Hirnbasis. SN 183/56.
48 — SN 75/50, B. A. (12 J., w.). Medulloblastom der Kleinhirnmittellinie mit ausgedehnter Metastasierung in weiche Häute von Groß- und Kleinhirn und in das Ventrikelsystem.
49 — N 63/54, E. R. (12 J., m.). Großer, grauroter, sehr weicher Tumor des Kleinhirnwurmes mit Tamponade des IV. Ventrikels und Infiltration der Medulla. Teilresektion.
50 — N 172/59, A. H. (29 J., m.). Grauroter, sehr weicher Tumor, vom Wurm ausgehend und in beide Kleinhirnhemisphären hineinwachsend. Tamponade des IV. Ventrikels. Subtotale Entfernung. Tumorreste in Brückenhaube und Medulla. SN 3/60 (GK 312 Mon).
51 — N 30/50, W. U. (18 J., w.). Hühnereigroßer, umschriebener Tumor des Kleinhirnwurmes. Totalexstirpation. Rezidiv 9 Jahre später.
52 — N 99/55, G. E. (8 J., w.). Riesiger Tumor im IV. Ventrikel, vom Kleinhirnwurm ausgehend. Stark vascularisiert. Subtotale Exstirpation, Infiltration von Brücke und Mittelhirn. SN 130/55.
53 — N 11/51, H. K.-J. (10 J., m.). Kleinapfelgroßer, blutreicher Tumor am Boden der hinteren Schädelgrube. Die Geschwulst liegt z. T. extracerebellär und reicht medial bis in die Seitenwand des IV. Ventrikels. Totale Exstirpation.
54 — N 229/48, V. M. (12 J., w.). Hühnereigroßer, höckeriger grauer Tumor, vom Kleinhirnwurm ausgehend. Radikale Entfernung. SN 63/48.
55 — N 227/50, Z. G. (24 J., m.). Taubeneigroßer Tumor im Dach des IV. Ventrikels und der rechten Seitenwand. Totale Entfernung. SN 70/50.
56 — N 367/64, R. G. (13 Mon., w.). Inoperabler großer Tumor im Dach des IV. Ventrikels, offenbar von der Vierhügelgegend ausgehend. Probeexcision.
57 — Kind. Kleinhirntumor (Fall 5 von Prof. G. SPIGOLON, Rimini/Italien).
58 — Kind. Kleinhirntumor (Fall 6 von Prof. G. SPIGOLON, Rimini/Italien).
59 — SN 151/61, K. J. (46 J., m.). Kleine Geschwulstknoten in einer Höhle in der rechten Kleinhirnhemisphäre.
60 — N 103/46, F. A. (24 J., w.). Kirschgroße, höckerige Geschwulst in der Vierhügelgegend. SN 44/46.
61 — N 248/65, K. W. (8 J., w.). Umschriebener Tumor der Kleinhirnmittellinie.
62 — N 280/64, L. F. (18 J., m.). Gefäßreicher, bunter Tumor in der II. Schläfenlappenwindung. Offenbar radikale Entfernung (GK 468 NF).
63 — N 248/65, K. W. (8 J., w.). Tumor des Kleinhirnwurmes, mit Infiltration beider Hemisphären und Tamponade des IV. Ventrikels. Teilexstirpation.
64 — N 290/65, G. Ch. (9 J., w.). Großer Tumor des IV. Ventrikels, vom Boden desselben ausgehend und die angrenzenden Strukturen infiltrierend. Teilexstirpation. Exitus (SN 176/65).
65 — N 96/66, P. W. (7 J., m.). Kleinhirntumor (GK 809 NF).
66 — N 184/66, G. H. (7 J., m.). Neoplastische Durchsetzung der weichen Häute über der re. Kleinhirnhemisphäre. Rasenförmige Tumoraussaat auf der dorsalen Fläche der Medulla. Teilexstirpation (GK 847 NF).

67 — N 206/66, Th. A. (27 J., w.). Großer umschriebener Tumor des IV. Ventrikels, vom
Wurm ausgehend. Totalresektion (GK859 NF).

3. Mischtumoren

68 — G. P. (6 Mon., m.). Walnußgroßer, graurötlicher, prallelastischer, zwischen beiden Kleinhirnhemisphären liegender Tumor mit höckeriger Ober- und granulärer Schnittfläche.
Er steht nicht in Kontakt mit den benachbarten Kleinhirnanteilen, sondern hängt an
einigen Gefäßen und leptomeningealen Trabekeln [s. F. GULLOTTA u. G. SPIGOLON:
Arch. De Vecchi Anat. pat. **34**, 699 (1961)].

69 — N 104/53, B. D. (3 J., m.). Blutreicher, großer Tumor im linken Kleinhirnbrückenwinkel und anscheinend überall vom Nervengewebe deutlich abgesetzt. Entfernung offenbar total. Winzige Tumorreste im Kleinhirn. SN 59/53.

70 — SN 132/57, M. G. (11 Mon., w.). Mannsfaustgroßer, scharf abgegrenzter Tumor von
grauroter Farbe und prall-elastischer Konsistenz auf der Oberfläche der rechten Kleinhirnhemisphäre. Starke Deformierung und Abplattung angrenzender Kleinhirn- und
Mittelhirnstrukturen. Multiple Tumorknoten bzw. Ausstülpungen im IV. Ventrikel
und im Mark beider Kleinhirnhemisphären. Kleinhirnmikrogyrien.

71 — N 194/60, D. M. A. (8 J., m.). Mandarinengroßer, weicher, scharf begrenzter Tumor in
der rechten Kleinhirnhemisphäre. Die gegenüber dem Markgewebe scharf abgesetzte
Geschwulst wird in toto entfernt (GK 497 Mon).

72 — N 7/63, 51/63, T. B. (4 J., w.). Erstoperation (16. 1. 63): Über walnußgroßer, umschriebener, extracerebellär liegender Tumor oberhalb der linken Kleinhirnhemisphäre.
Totalexstirpation. Zweite Operation (27. 2. 63): Umschriebener, graurötlicher Tumor
in der linken Kleinhirnhemisphäre und im linken Brückenwinkel. Totale Entfernung.
Kleiner, scharf abgesetzter Tumorknoten im Wurm. Zahlreiche Mikrogyrien. SN
119/63 (GK 71 NF).

73 — R. E. (26 J., m.). Nr. SN 415/62 der Deutschen Forschungsanstalt für Psychiatrie,
München (Direktor Prof. Dr. G. PETERS). Taubeneigroßer, graurosa Tumor von derber
Konsistenz auf der linken Kleinhirnhemisphäre.

74 — N 102/62, P. H. (2 J., m.). Graurötlicher, gut umschriebener Tumor, der die Hinterhauptcisterne völlig austamponiert hat und z. T. mit dem Boden des IV. Ventrikels
verwachsen ist. Totalexstirpation. SN 114/62.

75 — N 232/50, v. M. B. (15 Mon., w.). Sehr weiche, fast hühnereigroße Geschwulst des
IV. Ventrikels, offenbar vom Ventrikeldach ausgehend. Subtotale Entfernung. SN 72/50.

76 — N 126/65, S. B. (3 J., w.). Mandarinengroßer, scharf abgegrenzter, derber Tumor in der
rechten Kleinhirnhemisphäre. Totalexstirpation (GK 648 NF).

4. Diffuse Sarkomatose der weichen Häute

77 — SN 46/63, G. A. (5½ J., w.). Die basalen Cisternen erscheinen von einer dicken sul-
zigen, grauweißlichen Einlagerung bedeckt. Insbesondere ist die Cisterna cerebello-
medullaris von Tumorgewebe völlig ausgefüllt.

78 — SN 84/63, D. D. (8 J., w.). Tamponade der Cisterna ambiens durch ein weiches, weißliches Tumorgewebe. Tumorknotenbildung an der Oberfläche des linken Temporalpols.
Diffuse leptomeningeale Geschwulstaussaat in Groß- und Kleinhirn.

79 — N 99/60, L. B. (5 Mon., m.). Großer, weicher Tumor des Kleinhirnwurmes mit Einwachsen in beide Hemisphären und diffuser leptomeningealer Aussaat. SN 181/60
(GK 436 Mon).

Herstellung: Konrad Triltsch, Graphischer Betrieb, Würzburg

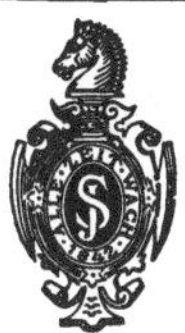